essentials

Essentials liefern aktuelles Wissen in konzentrierter Form. Die Essenz dessen, worauf es als „State-of-the-Art" in der gegenwärtigen Fachdiskussion oder in der Praxis ankommt. *Essentials* informieren schnell, unkompliziert und verständlich

- als Einführung in ein aktuelles Thema aus Ihrem Fachgebiet
- als Einstieg in ein für Sie noch unbekanntes Themenfeld
- als Einblick, um zum Thema mitreden zu können

Die Bücher in elektronischer und gedruckter Form bringen das Fachwissen von Springerautor*innen kompakt zur Darstellung. Sie sind besonders für die Nutzung als eBook auf Tablet-PCs, eBook-Readern und Smartphones geeignet. *Essentials* sind Wissensbausteine aus den Wirtschafts-, Sozial- und Geisteswissenschaften, aus Technik und Naturwissenschaften sowie aus Medizin, Psychologie und Gesundheitsberufen. Von renommierten Autor*innen aller Springer-Verlagsmarken.

Andrea Lübken · Matthias Wiemer

KI und Bildung im Gesundheitswesen

Orientierung für Fachschulen, Gesundheitshochschulen und Weiterbildung

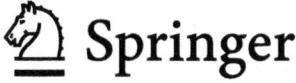 Springer

Andrea Lübken
Waldalgesheim, Deutschland

Matthias Wiemer
Waldalgesheim, Deutschland

ISSN 2197-6708   ISSN 2197-6716   (electronic)
essentials
ISBN 978-3-662-72400-2   ISBN 978-3-662-72401-9   (eBook)
https://doi.org/10.1007/978-3-662-72401-9

Die Deutsche Nationalbibliothek verzeichnet diese Publikation in der Deutschen Nationalbiblio-
grafie; detaillierte bibliografische Daten sind im Internet über https://portal.dnb.de abrufbar.

Springer ist ein Imprint der eingetragenen Gesellschaft Springer-Verlag GmbH, DE und ist ein
Teil von Springer Nature.
Die Anschrift der Gesellschaft ist: Heidelberger Platz 3, 14197 Berlin, Germany

Wenn Sie dieses Produkt entsorgen, geben Sie das Papier bitte zum Recycling.

Was Sie in diesem *essential* finden können

- Eine systematische Übersicht zur Rolle von KI in der Ausbildung und Qualifizierung im Gesundheitswesen.
- Eine Einordnung der Potenziale und Risiken aus Sicht der Bildungspraxis, der Ethik und der Professionalisierung.
- Praxisnahe Anwendungsbeispiele aus Pflege, Therapie, Assistenzberufen und Fortbildung.
- Strategien zur Integration von KI in Fachschulen, Fortbildungszentren, Hochschulen und Kliniken.
- Impulse für eine verantwortungsbewusste Gestaltung von KI-gestütztem Lernen in Gesundheitsberufen.

Interessenkonflikt Die Autor*innen haben keine für den Inhalt dieses Manuskripts relevanten Interessenkonflikte.

Der Einfluss Künstlicher Intelligenz auf die berufliche Bildung im Gesundheitswesen nimmt kontinuierlich zu. Dieses Essential zeigt, wie KI-basierte Systeme in Ausbildung, Fortbildung und Praxis neue Lernwege eröffnen, Fachkräfte entlasten und zugleich ethische, pädagogische und organisationale Herausforderungen mit sich bringen. Im Mittelpunkt stehen nicht technische Systeme, sondern die Frage, wie Lernprozesse für Gesundheitsberufe zukunftsfähig und verantwortungsvoll, reflexiv und beziehungsorientiert gestaltet werden können. Die Beiträge bieten Orientierung für Lehrende, Bildungsträger und Organisationen im Gesundheitswesen, die KI sinnvoll in ihre Bildungsarbeit integrieren wollen.

Inhaltsverzeichnis

Über die Autoren

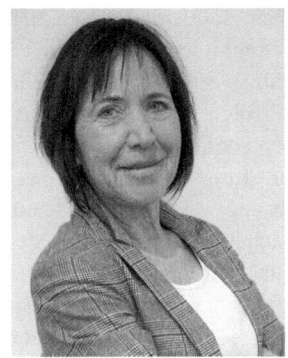

Andrea Lübken, hat über 25 Jahre Erfahrung im Gesundheits- und Sozialwesen und ist eine anerkannte Expertin in der Fort- und Weiterbildung von Fachkräften. Sie plant und organisiert Schulungen in den Bereichen Gesundheit und Soziales die sowohl Teilnehmende mit als auch ohne Seh- oder Hörbeeinträchtigung adressieren. Dabei verbindet sie wirtschaftliches Denken mit praxisnaher Wissensvermittlung.

Als Senior-Lehrtherapeutin leitet Andrea Lübken ein Kurszentrum für die Bobath-Therapie im Bereich der Kindertherapie. Ihre umfangreiche Erfahrung in Neurologie und Pädiatrie fließt in ihre Arbeit ein, insbesondere in der Anwendung und Weiterentwicklung des Bobath-Konzepts. Zusätzlich hat sie eine moderne Kinderpraxis aufgebaut, in der innovative Therapiekonzepte umgesetzt werden.

Ihre akademische Laufbahn umfasst ein Bachelorstudium in Pädagogik und einen Masterabschluss im Gesundheitsmanagement. Seit über 14 Jahren ist sie als Dozentin tätig und vermittelt nicht nur fachliches Know-how, sondern auch ihre Begeisterung für die Arbeit mit Menschen.

Angesichts neuer Technologien wie der KI und der Unterstützten Kommunikation (UK) sieht Andrea Lübken große Chancen für Menschen mit Behinderung. Sie ist überzeugt, dass moderne Hilfsmittelversorgung und innovative Diagnostik das

Bildungs- und Gesundheitswesen nachhaltig verändern können.

Mit ihrer einzigartigen Kombination aus Erfahrung, fundiertem Fachwissen und Offenheit für technologische Entwicklungen hebt Andrea Lübken die Qualität von Therapie und Weiterbildung auf ein neues Niveau.

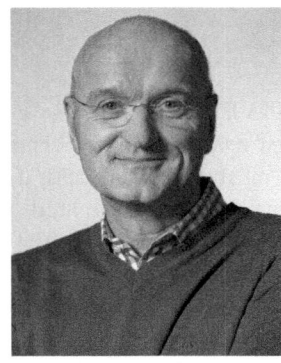

Dr. Matthias Wiemer hat einen beeindruckenden Weg vom Ingenieur zum Vorstand einer Aktiengesellschaft durchlaufen. In über 30 Jahren Führungsarbeit in mittelständischen Industrieunternehmen und Konzernen konnte er umfassende Erfahrungen in verschiedenen Unternehmensstrukturen sammeln. Dabei hat er zahlreiche Erfolge gefeiert und wertvolle Lektionen aus eigenen Fehlern gelernt.

Im Mittelpunkt seiner Tätigkeit standen stets die Menschen und der gesunde Menschenverstand, was ihn dazu bewegte, sich intensiv mit den Methoden der hypno-systemischen Beratung und des Coachings auseinanderzusetzen. Heute unterstützt Dr. Wiemer Unternehmen bei strategischen Fragen und begleitet Menschen auf ihrem persönlichen und beruflichen Weg.

Mit dem Aufkommen von KI und neuen Technologien wie dem Internet der Dinge (IoT) steht unsere Arbeitswelt vor tiefgreifenden Veränderungen. Dr. Wiemer hilft Unternehmen, diese Transformation technologisch und kulturell zu gestalten, indem er auf lösungsorientiertes Handeln und echten Dialog setzt. Neue Arbeitskulturen, Kommunikationsformen und Führungsstile sind entscheidend, um die Potenziale dieser Technologien erfolgreich zu nutzen und gleichzeitig die Menschen mitzunehmen.

Bildung im Wandel: Ausgangslage und Herausforderungen

1.1 Digitale Transformation im Gesundheitswesen und ihre Bildungsfolgen

Die Bildungslandschaften im deutschsprachigen Gesundheitswesen durchlaufen einen tiefgreifenden Wandel, dessen treibende Kraft die digitale Transformation ist. Was einst als technischer Fortschritt galt, hat sich zu einem umfassenden gesellschaftlichen Veränderungsprozess entwickelt. Digitale Innovationen beeinflussen nicht nur, wie Wissen entsteht, weitergegeben und genutzt wird, sondern verändern auch die Grundlagen für Ausbildung, Studium und berufliche Fortbildung. Der Zugang zu Informationen, die Zusammenarbeit in Teams und die Anforderungen an persönliche wie institutionelle Handlungskompetenz werden neu definiert.

Diese Dynamik wird durch die internationale Vernetzung zusätzlich verstärkt. Bildungsangebote überschreiten nationale Grenzen, digitale Kooperationen nehmen zu und der weltweite Wissensaustausch gewinnt an Gewicht. Damit verändert sich auch die Perspektive auf Bildung im Gesundheitswesen. Lernende treten in Dialog und Wettbewerb mit Menschen aus anderen Ländern, zugleich eröffnen sich neue Räume für interprofessionelles Lernen, gemeinschaftliche Innovation und systemübergreifende Bildungsansätze.

Neben den technologischen Impulsen wirken auch demografische Veränderungen auf das Bildungssystem. Eine alternde Bevölkerung stellt neue Anforderungen an Pflege, medizinische Versorgung und präventive Gesundheitsförderung. Bildungsinstitutionen sind gefordert, Programme zu entwickeln, die sich an unterschiedlichen Lebensphasen und biografischen Hintergründen orientieren. Die wachsende Vielfalt der Teilnehmenden, die durch Migration, soziale

A. Lübken und M. Wiemer, *KI und Bildung im Gesundheitswesen*, essentials, https://doi.org/10.1007/978-3-662-72401-9_1

Ungleichheit oder heterogene Vorerfahrungen geprägt ist, verlangt nach adaptiven und inklusiven Bildungsformaten.

In diesem Zusammenhang verschieben sich auch die Erwartungen an berufliche Bildungsangebote. Einrichtungen im Gesundheitswesen sollen nicht nur fachliche Qualifikationen vermitteln, sondern auch gezielt digitale Kompetenzen aufbauen. Der sichere, reflektierte und verantwortungsbewusste Umgang mit diesen Werkzeugen wird zur Schlüsselqualifikation für professionelles Handeln. Bildungsprozesse müssen befähigen, Informationen kritisch zu beurteilen, eigenständig zu recherchieren und digitale Räume aktiv mitzugestalten. Dazu sind neue Lehr- und Lernprozesse erforderlich sowie neue didaktische Konzepte, die stärker auf individuelle Lernverläufe, partizipative Elemente und technologische Unterstützung setzen.

Die beschriebenen Entwicklungen betreffen nicht allein Inhalte, sondern auch die organisatorische Struktur von Bildungseinrichtungen. Träger der Gesundheitsbildung stehen vor der Aufgabe, Abläufe zu hinterfragen und digitale Lösungen sinnvoll einzubinden. Gefordert sind nicht nur geeignete Plattformen, sondern auch neue Formen institutioneller Zusammenarbeit, eine veränderte Rollenverteilung sowie transparente Kommunikationsprozesse innerhalb von Teams und mit den Lernenden. Lehrpersonen, Praxisanleitende und Dozierende übernehmen zunehmend begleitende, beratende und moderierende Funktionen. Lernprozesse werden stärker als kooperative, kontextsensible Entwicklungen verstanden, die durch digitale Unterstützung flexibel gestaltet werden.

Auch die gesellschaftlichen Erwartungen an Bildungseinrichtungen im Gesundheitsbereich haben sich verschoben. Bildung soll nicht allein Wissen vermitteln, sondern zugleich Verantwortungs bereitschaft, ethisches Denken und kommunikative Kompetenz fördern. Gleichzeitig Träger unter Druck, technologische Innovationen zügig aufzugreifen, ohne bewährte pädagogische Haltungen zu verlieren oder sich unreflektiert auf neue Lösungen einzulassen. Die wesentliche Herausforderung liegt darin, digitale Entwicklungen mit fachlicher Qualität und menschlicher Nähe in ein tragfähiges Gleichgewicht zu bringen.

Der hier beschriebene Transformationsprozess eröffnet einerseits Chancen für individualisierte und flexible Lernverläufe, birgt andererseits jedoch das Risiko, bestehende soziale Ungleichheiten zu vertiefen. Bildungseinrichtungen im Gesundheitswesen tragen daher eine besondere Verantwortung, diese Gefahren frühzeitig zu erkennen und barrierefreie, inklusive und verlässliche Lösungen zu schaffen.

Dass dies keine abstrakte Zukunftsfrage ist, zeigt eine aktuelle Erhebung zur gesundheitlichen Versorgung (IKK classic 2024). Menschen mit Behinderung berichten dort signifikant häufiger als andere von Hindernissen beim Zugang zu

digitalen Angeboten wie Videosprechstunden, elektronischen Rezepten oder On-
line-Terminvergaben. Die Ursachen reichen von fehlender Barrierefreiheit über
unklare Nutzerführung bis hin zu mangelnder Unterstützung bei der Anwendung.
Vor allem ältere Menschen, Personen mit besonderem Unterstützungsbedarf
oder Lernende mit wenig technischem Vorwissen erleben diese Hürden als aus-
schließend. Die Folge ist ein Rückzug aus digitalen Lern- und Versorgungs-
kontexten, der nicht auf Desinteresse, sondern auf strukturelle Defizite zurück-
zuführen ist. Diese Befunde verdeutlichen die Notwendigkeit, Bildungsangebote
im Gesundheitswesen von Anfang an barrierefrei, kompatibel und anpassbar zu
gestalten.

In diesem veränderten Umfeld wird Bildung zunehmend als gemeinschaft-
licher Gestaltungsraum verstanden. Ziel ist es, Menschen in die Lage zu ver-
setzen, gesellschaftliche und digitale Entwicklungen aktiv mitzugestalten. Die
dafür zuständigen Institutionen sind gefordert, Möglichkeiten zu schaffen, in
denen Kompetenzen für einen professionellen, verantwortungsvollen und ethisch
fundierten Umgang mit digitalen Technologien erworben werden können. Dieser
Wandel verändert nicht nur den Bildungsauftrag, sondern auch die Vorstellung
davon, wie Lernen gedacht und umgesetzt wird.

Werden Bildungsprozesse individueller und flexibler organisiert, verlaufen
Lernwege weder einheitlich noch ausschließlich lehrgesteuert. Sie orientieren sich am Vorwissen, am Lerntempo und an den konkreten Bedürfnissen der
Teilnehmenden. Digitale Systeme begleiten diese Prozesse, indem sie Rückmeldungen geben, Strukturen vorschlagen und Entscheidungen unterstützen. Dieses Essential nimmt diese Entwicklungen auf und zeigt im Anschluss, welche Be-
griffe und Konzepte notwendig sind, um den Einsatz Künstlicher Intelligenz in
der Gesundheitsbildung klar zu beschreiben und fundiert einzuordnen.

1.2 Zentrale Begriffe und Konzepte der KI in der Gesundheitsausbildung

Die Auseinandersetzung mit künstlicher Intelligenz im Kontext der beruflichen
Bildung im Gesundheitswesen setzt ein klares Verständnis wesentlicher Begriff-
lichkeiten voraus. Diese sprachlichen Grundlagen strukturieren das Nachdenken
über Bildungsprozesse im digitalen Wandel und bilden den Rahmen für die Auseinandersetzung mit Potenzialen, Herausforderungen und Gestaltungsfragen in
einem sensiblen Handlungsfeld.

In diesem Essential wird künstliche Intelligenz nicht aus technischer oder
ingenieurwissenschaftlicher Perspektive beschrieben, sondern aus einer bildungs-

bezogenen Sicht mit besonderem Augenmerk auf die berufliche Praxis. Gemeint sind rechnergestützte Systeme, die Aufgaben übernehmen können, die bislang menschlicher Urteilskraft und Handlung vorbehalten waren. Dazu gehören das Erkennen komplexer Muster, die Verarbeitung gesprochener und geschriebener Sprache, die Unterstützung bei Entscheidungsprozessen sowie das Entwickeln von Lösungsvorschlägen. Im Bereich der Gesundheitsbildung dient KI vor allem als unterstützendes Werkzeug. Sie ergänzt bestehende Lehr- und Lernprozesse, ersetzt diese jedoch nicht. Ihr Einsatz bleibt eingebettet in pädagogische Konzepte, ethische Reflexion und institutionelle Verantwortung. Typische Anwendungen finden sich in adaptiven Lernplattformen, digitalen Rückmeldesystemen zur Kompetenzentwicklung oder in assistiven Tools, die Lehrpersonen und Praxisanleitende entlasten.

Die Wirksamkeit künstlicher Intelligenz in der beruflichen Gesundheitsbildung entfaltet sich stets im Zusammenspiel von Mensch, Technologie und Organisation. Entscheidend ist nicht allein die Leistungsfähigkeit der Systeme, sondern die Art und Weise, wie sie entworfen, eingeführt und kontinuierlich kritisch geprüft werden. Bildungstheoretische und ethische Fragen lassen sich nicht durch Software beantworten. Es sind die Menschen in den Institutionen, die über Nutzen und Grenzen entscheiden und den Einsatz verantwortlich mitgestalten.

Der Begriff Bildung im digitalen Zeitalter verweist auf weitreichende Veränderungen in allen Bereichen des gesellschaftlichen Lebens. Auch die berufliche Bildung im Gesundheitswesen ist davon erfasst. Digitale Werkzeuge, Plattformen und Medien beeinflussen den Zugang zu Wissen, verändern Inhalte und Methoden der Vermittlung und wirken auf institutionelle Strukturen. Lernverläufe sind zunehmend geprägt von hybriden oder vollständig digitalen Elementen, etwa Lernmanagementsystemen, digitalen Kommunikationsmitteln oder datengestützten Analyseinstrumenten.

Die berufliche Bildung steht damit unter dauerhaftem Veränderungsdruck. Sie muss auf technologische Neuerungen, gesetzliche Vorgaben und gesellschaftliche Dynamiken flexibel reagieren und zugleich an ihrem Bildungsauftrag festhalten. Persönlichkeitsentwicklung, gesellschaftliche Teilhabe und der Erwerb beruflicher wie überfachlicher Kompetenzen dürfen dabei nicht aus dem Blick geraten.

Ein wesentliches Ziel digitaler Gesundheitsbildung ist die Förderung von Medien-, Informations- und Datenkompetenz. Lernende sollen befähigt werden, digitale Inhalte kritisch zu prüfen, Technologien sicher anzuwenden und deren Auswirkungen auf berufliches Handeln und gesellschaftliche Prozesse differenziert zu reflektieren. Diese Kompetenzen müssen gezielt in Curricula, Fortbildungsangebote und strategische Bildungsplanung eingebunden werden.

Eng verbunden mit dem digitalen Bildungsbegriff ist das Prinzip des lebenslangen Lernens. Lernen endet nicht mit einem Abschluss, sondern begleitet Menschen durch sämtliche berufliche und private Phasen. Der technologische Wandel beschleunigt diesen Prozess, da neue Arbeitsformen und digitale Werkzeuge kontinuierlich neue Fähigkeiten erfordern. Deshalb müssen Bildungsangebote durchlässig und anschlussfähig gestaltet sein. Gleichzeitig braucht es pädagogische Konzepte, die Menschen darin unterstützen, ihre individuelle Bildungsbiografie aktiv zu entwickeln und digitale Ressourcen für die persönliche Entfaltung produktiv zu nutzen.

Im Zuge der Digitalisierung erhält Bildung im Gesundheitswesen eine erweiterte Rolle. Sie schafft die Grundlage für professionelles, verantwortungsbewusstes und kooperatives Handeln in einem komplexen System. Sie soll nicht nur Wissen vermitteln, sondern auch Handlungskompetenz, ethische Urteilsfähigkeit und soziale Verantwortung fördern. Damit werden die Voraussetzungen geschaffen, dass Menschen in Gesundheitsberufen das Potenzial künstlicher Intelligenz erkennen, Risiken realistisch einschätzen und digitale Werkzeuge bewusst und gut überlegt in ihre Praxis integrieren können.

1.3   Entwicklungen in Aus-, Fort- und Weiterbildung der Gesundheitsberufe

Seit 2022 hat sich die Wahrnehmung künstlicher Intelligenz in der beruflichen Bildung spürbar gewandelt. Vor allem die schnelle Verbreitung generativer Systeme, die erstmals einem breiten Publikum offenstanden, rückte das Thema verstärkt in den Fokus. Ein prägnantes Beispiel ist das Sprachmodell ChatGPT, das im November desselben Jahres veröffentlicht wurde. Innerhalb weniger Monate fand es Eingang in Ausbildung, berufliche Fortbildung und gesundheitsbezogene Studiengänge.

Generative Systeme wie ChatGPT können eigenständig Inhalte erstellen, indem sie auf umfangreiche Datenbestände zurückgreifen. Sie beantworten Fachfragen, entwickeln Argumentationslinien, fassen Texte zusammen, generieren Übungsaufgaben, liefern Übersetzungen oder schlagen Programmcode vor. Die einfache Bedienbarkeit und der sprachlich zugängliche Aufbau führten dazu, dass diese Technologien in Lern- und Entwicklungsprozessen rasch aufgegriffen und in vielfältigen Kontexten erprobt wurden.

In Einrichtungen des Gesundheitswesens, etwa an Fachschulen, Fortbildungszentren und Hochschulen, stieß diese Entwicklung zunächst auf eine Mischung aus Neugier und Skepsis. Lehrpersonen und Institutionen standen vor der Aufgabe, geeignete Formen der Nutzung zu entwickeln und den didaktischen wie rechtlichen Rahmen zu klären. Zugleich wurde das Potenzial früh erkannt: KI kann Lernprozesse individualisieren, die Erstellung von Unterrichtsmaterialien erleichtern und administrative Aufgaben übernehmen. Gleichzeitig traten kritische Fragen in den Vordergrund, etwa nach der Verlässlichkeit der Inhalte, der Überprüfbarkeit eigenständiger Leistungen oder der Einhaltung datenschutzrechtlicher Vorgaben.

Auch im bildungspolitischen Raum wurde das Thema systematisch aufgegriffen. Verantwortliche aus Politik, Fachverbänden, Hochschulgremien und Verwaltungen begannen, die Auswirkungen der technologischen Entwicklungen zu untersuchen. Erste Stellungnahmen wurden veröffentlicht, Orientierungsrahmen erarbeitet und Empfehlungen für die Praxis formuliert. In der begleitenden Forschung entstanden Studien, die didaktische, organisatorische und rechtliche Aspekte des KI-Einsatzes in der Bildung analysierten.

Parallel zeigte sich in der Praxis eine hohe Bereitschaft zur experimentellen Erprobung. An Fachschulen für Pflege- und Therapieberufe, in gesundheitswissenschaftlichen Studiengängen und in berufsbegleitenden Fortbildungen wurden erste Pilotprojekte gestartet. Lehrpersonen testeten KI bei der Planung von Unterrichtseinheiten, der Entwicklung von Fallvignetten oder der Individualisierung von Lernmaterialien. Lernende setzten generative Systeme ein, um Aufgaben zu bearbeiten, sich auf Prüfungen vorzubereiten oder Gesprächssituationen mit Patient*innen zu simulieren.

Mit den neuen Anwendungsmöglichkeiten traten zugleich bislang ungelöste Fragen auf. In vielen Institutionen wurde diskutiert, wie generative Systeme in Prüfungsformaten berücksichtigt werden können, wie Eigenleistungen überprüfbar bleiben und welche pädagogischen Rahmenbedingungen erforderlich sind, um einen verantwortungsvollen Umgang mit der Technologie zu sichern. In der Folge wurden Prüfungsordnungen angepasst, Handreichungen entwickelt und Arbeitsgruppen eingerichtet, um fundierte Regelungen zu schaffen und Orientierung zu bieten.

Im Rückblick lässt sich festhalten, dass das Auftreten generativer Systeme einen starken Impuls für die Auseinandersetzung mit künstlicher Intelligenz in der Gesundheitsbildung gesetzt hat. Die Technologie belebte nicht nur bestehende Debatten über den sinnvollen Einsatz digitaler Werkzeuge neu, sondern ermöglichte auch erste praxisnahe Erfahrungen. Deutlich wurde dabei, wie notwendig eine differenzierte, reflektierte und verantwortungsbewusste Weiterentwicklung des Themenfeldes für die Bildungsarbeit im Gesundheitswesen ist.

Gerade weil die Dynamik so groß ist, wächst der Bedarf an klaren politischen Leitlinien und rechtlichen Vorgaben. Sie schaffen die Rahmenbedingungen, innerhalb derer sich diese Entwicklungen entfalten können. Vor diesem Hintergrund rückt im nächsten Abschnitt der Blick auf die normativen Grundlagen in den Mittelpunkt, die den Einsatz von KI in Pflege, Therapie und Medizin leiten.

1.4 Politische und rechtliche Rahmenbedingungen in Pflege, Therapie und Medizin

Der Einsatz künstlicher Intelligenz in der beruflichen Gesundheitsbildung erfolgt nicht im rechtsfreien Raum. Er ist eingebettet in ein komplexes Geflecht aus politischen Leitlinien, juristischen Vorgaben und internationalen Vereinbarungen. Diese Regelwerke bestimmen die Bedingungen, unter denen Systeme entwickelt, eingeführt und genutzt werden dürfen. Sie schaffen die rechtliche Grundlage dafür, dass Bildungseinrichtungen, Lehrpersonen und Lernende die Potenziale der Technologie ausschöpfen können, ohne grundlegende Schutzrechte zu gefährden.

Auf europäischer Ebene kommt dem Artificial Intelligence Act (AI Act) eine wichtige Bedeutung zu. Diese Verordnung der Europäischen Union verfolgt das Ziel, einheitliche Standards für die Entwicklung und Anwendung künstlicher Intelligenz festzulegen. Grundlage ist ein risikobasierter Ansatz, der Anwendungen je nach möglicher Gefährdung in Risikostufen unterteilt. Die berufliche Bildung wird in diesem Zusammenhang als besonders sensibel eingestuft. Systeme, die in Prüfungsverfahren, bei der Leistungsbewertung oder in der Steuerung von Lernprozessen eingesetzt werden, gelten als Hochrisiko-Anwendungen. Sie unterliegen strengen Vorgaben zu Transparenz, Nachvollziehbarkeit, Sicherheit und Dokumentation. Der AI Act soll gewährleisten, dass künstliche Intelligenz nicht unkontrolliert in Bildungsprozesse integriert wird, sondern nur unter Bedingungen, die Rechte, Interessen und Schutzbedürfnisse aller Beteiligten wahren.

Von herausragender Bedeutung ist ergänzend die Datenschutz-Grundverordnung (DSGVO). Sie regelt seit 2018 in allen Mitgliedstaaten der Europäischen Union den Umgang mit personenbezogenen Daten. In der beruflichen Gesundheitsbildung stehen KI-Systeme regelmäßig in Kontakt mit hochsensiblen Informationen, etwa zu Lernverläufen, Kompetenzentwicklungen oder individuellen Präferenzen. Die DSGVO fordert die konsequente Einhaltung des Grundsatzes der Datenminimierung und eine transparente Information der betroffenen Personen. Bildungseinrichtungen dürfen nur solche Daten verarbeiten, die für den jeweiligen Zweck erforderlich sind, und müssen sicherstellen, dass die Betroffenen über Umfang, Zweck und Art der Nutzung informiert werden. Darüber hinaus sind Verfahren vorzusehen, die Auskunft, Berichtigung oder Löschung personenbezogener Daten ermöglichen. Für den Einsatz künstlicher Intelligenz bedeutet dies, dass Datenschutz von Beginn an in die Systementwicklung integriert und technisch umgesetzt werden muss.

Ein weiterer normativer Bezugspunkt ist die UN-Behindertenrechtskonvention (UN-BRK), die Deutschland 2009 ratifiziert hat. Sie verpflichtet die Vertragsstaaten, den gleichberechtigten Zugang zu hochwertiger Bildung für Menschen mit Behinderungen auf allen Ebenen sicherzustellen. Für den Einsatz künstlicher Intelligenz ergibt sich daraus die Anforderung, dass neue Technologien keine zusätzlichen Barrieren schaffen dürfen. Vielmehr sollen sie dazu beitragen, bestehende Hürden abzubauen und inklusive Bildungsprozesse aktiv zu fördern. Systeme in der beruflichen Gesundheitsbildung müssen daher barrierefrei bedienbar sein, adaptive Unterstützung ermöglichen und sich an den Prinzipien von Gleichberechtigung und Teilhabe orientieren.

Diese politischen und rechtlichen Vorgaben bilden den Handlungsrahmen für eine verantwortungsvolle Gestaltung von Bildungsprozessen im Zeitalter der künstlichen Intelligenz. Sie setzen verbindliche Mindeststandards, geben Orientierung und schützen Beteiligte vor Nachteilen. Sie sind nicht als Einschränkung zu verstehen, sondern als Grundlage für eine reflektierte, ethisch begründete und langfristig tragfähige Weiterentwicklung der beruflichen Bildung. Auf diesem Fundament bauen jene didaktischen, organisatorischen und strategischen Überlegungen auf, die in den folgenden Kapiteln entfaltet werden.

Die Entwicklungen der letzten Jahre zeigen, dass berufliche Qualifizierung im Gesundheitswesen nicht mehr nur Ort der Wissensvermittlung ist, sondern zum grundlegenden Schauplatz gesellschaftlicher Auseinandersetzungen um Verantwortung, Teilhabe und Zukunftsfähigkeit geworden ist. Künstliche Intelligenz eröffnet neue Chancen, fordert Institutionen und Lehrpersonen jedoch zugleich in bisher unbekanntem Ausmaß heraus. Bildung muss befähigen, Möglichkeiten bewusst zu nutzen, Risiken kritisch einzuordnen und die normativen Grundlagen konsequent einzuhalten. Damit wird sie selbst zu einem Prüfstein für die Verbindung von technologischer Innovation, rechtlicher Regulierung und menschlicher Verantwortung. Auf dieser Basis entfaltet das Essential im weiteren Verlauf, wie KI in der Gesundheitsbildung so gestaltet werden kann, dass sie Qualität, Inklusion und Menschlichkeit stärkt.

Potenziale und Risiken der KI in Bildungsprozessen im Gesundheitsbereich

2

2.1 Potenziale der KI für Lehren, Lernen und Versorgungsqualität

Künstliche Intelligenz eröffnet im Gesundheitswesen vielfältige Möglichkeiten, Lehr- und Lernprozesse grundlegend weiterzuentwickeln. Sie kann Bildungswege personalisieren, Lerninhalte barrierefrei zugänglich machen, kooperative Formate stärken, Motivation fördern und organisatorische Abläufe effizienter gestalten. Entscheidend bleibt, dass ihr Einsatz nicht technikgetrieben erfolgt, sondern klaren pädagogischen Zielen verpflichtet ist und in reflektierte didaktische Konzepte eingebettet wird. Erst wenn KI als Werkzeug verstanden wird, das menschliche Entwicklung unterstützt, können ihre Möglichkeiten verantwortbar genutzt werden.

Ein bedeutsames Anwendungsfeld liegt in der Individualisierung von Lernprozessen, die direkt die Qualität der Versorgung verbessert. KI-gestützte Systeme passen Inhalte, Methoden und Schwierigkeitsgrade flexibel an Kenntnisstand und Lernziele an. So können Auszubildende beispielsweise anhand von anonymisierten Falldaten üben, maßgeschneiderte Therapie- oder Pflegepläne zu erstellen. Diese Fähigkeit zur individuellen Fallanalyse fördert nicht nur fachliche Kompetenzen, sondern befähigt die Lernenden, die Behandlung optimal auf die spezifischen Bedürfnisse der Patient*innen abzustimmen. Dies führt letztlich zu einer präziseren und bedarfsorientierten Versorgung.

Von großer Bedeutung ist die Gestaltung barrierefreier Zugänge. KI kann Inhalte in Leichter Sprache bereitstellen, Gebärdensprachübersetzungen ermöglichen oder Darstellungen individuell anpassen. In Verbindung mit assistiven Technologien lassen sich Teilhabebarrieren abbauen und inklusive Lernprozesse

A. Lübken und M. Wiemer, *KI und Bildung im Gesundheitswesen,* essentials, https://doi.org/10.1007/978-3-662-72401-9_2

aktiv fördern. Digitale Bildung wird damit zu einem Instrument, das Gleichberechtigung nicht nur sichert, sondern ausweitet.

Auch in kooperativen Lernkontexten eröffnet KI neue Möglichkeiten. Sie
strukturiert Gruppenprozesse, teilt Rollen zu, bündelt Aufgaben und dokumentiert Fortschritte. So wird nicht nur Fachwissen vermittelt, sondern auch Team-
fähigkeit gestärkt. Studien zeigen zugleich, dass die Qualität persönlicher Beziehungen zwischen Lehrenden und Lernenden entscheidend bleibt. Gerade im
Gesundheitswesen, wo Empathie, Kommunikation und Vertrauen unverzichtbar
sind, muss KI so gestaltet sein, dass sie Bindungen stützt, statt sie zu schwächen.

Darüber hinaus erleichtert KI die Gestaltung interdisziplinärer Lernräume,
was eine verbesserte Teamarbeit in der Praxis ermöglicht. Studierende ver-
schiedener Gesundheitsberufe können über digitale Plattformen gemeinsam
Patient*innenfälle bearbeiten, Perspektiven austauschen und voneinander lernen. Solche interprofessionellen Lernumgebungen bereiten realitätsnah auf die
vernetzte Versorgung im Klinikalltag vor. Eine gut funktionierende Teamarbeit
zwischen Ärzt*innen, Pflegenden und Therapeutinnen ist entscheidend für eine
effiziente und ganzheitliche Patient*innenversorgung.

Auch für Motivation und Selbstwirksamkeit eröffnen sich neue Impulse. Individuelle Rückmeldungen, visuelle Veranschaulichungen und adaptive Lernpfade fördern Engagement und Verantwortungsbereitschaft. Simulationsbasierte
Szenarien, virtuelle Labore oder interaktive Rollenspiele schaffen geschützte
Räume, in denen Auszubildende komplexe Aufgaben wie die korrekte Medika-
mentenverabreichung oder die Kommunikation in Notfallsituationen üben können. Diese praxisnahen Übungen ohne reales Risiko tragen direkt zur Erhöhung
der Patientensicherheit bei, indem sie die Entscheidungsfähigkeit und Routine der
Fachkräfte stärken, bevor sie in realen Arbeitsumfeld agieren.

Neben den Lernprozessen profitieren auch Organisation und Qualitätssicherung. Automatisierte Abläufe in Planung, Verwaltung oder Prüfungs-
organisation entlasten Lehrpersonen und schaffen Freiräume für persönliche Begleitung. Analysen aggregierter Daten liefern Hinweise auf wirksame Inhalte,
verdeutlichen Unterstützungsbedarfe und ermöglichen die gezielte Anpassung
von Angeboten an unterschiedliche Lernbiografien.

Nicht zuletzt ergeben sich neue Perspektiven für Lehrpersonen. KI erleichtert
den Zugang zu aktuellen Forschungsergebnissen, gibt didaktische Empfehlungen und unterstützt praxisnahe Fortbildungen. So können Lehrende ihre Kompetenzen kontinuierlich erweitern und Bildungsprozesse flexibel an neue Anforderungen anpassen.

Ein ergänzender Aspekt betrifft die ökologische Dimension. Der Einsatz von
KI muss so gestaltet sein, dass er ressourcenschonend und nachhaltig bleibt.

Energieverbrauch, Datenverarbeitung und Infrastruktur sind daher Teil einer verantwortungsvollen Planung, die soziale, fachliche und ökologische Nachhaltig-
keit miteinander verbindet.

Diese Potenziale zeigen eindrücklich, wie stark algorithmische Systeme
Bildungsprozesse im Gesundheitswesen bereichern können. Doch jede technologische Erweiterung hat ihre Schattenseiten. Gerade dort, wo Chancen auf individuelle Förderung, Inklusion, interdisziplinäre Zusammenarbeit und Effizienz
sichtbar werden, entstehen zugleich Risiken für Gerechtigkeit, Datenschutz, pädagogische Autonomie und menschliche Nähe. Die Frage lautet daher nicht nur,
welche Möglichkeiten KI eröffnet, sondern auch, welche Gefahren sie hervorruft,
wenn ihr Einsatz unkritisch bleibt.

2.2   Risiken im Spannungsfeld von Technologie, Ethik und Patientennähe

Neben den vielfältigen Chancen, die mit dem Einsatz datengetriebener Modelle
in Bildungsprozessen verbunden sind, treten zugleich erhebliche Risiken hervor.
Ein reflektierter Umgang im Gesundheitswesen verlangt, diese Gefährdungen
frühzeitig zu erkennen und ihnen durch geeignete Maßnahmen zu begegnen. Nur
so lassen sich Potenziale ausschöpfen, ohne Vertrauen und pädagogische Qualität
zu gefährden.

Ein besonders kritischer Bereich betrifft algorithmische Verzerrungen. Da
KI-Systeme auf umfangreichen Datensätzen basieren, spiegeln sie gesellschaftliche Strukturen, Ungleichheiten und Vorurteile wider. Werden diese Muster unreflektiert übernommen, verstärken sich stereotype Vorstellungen und bestehende
Benachteiligungen. Problematisch ist zudem, dass viele Entscheidungsprozesse
intransparent bleiben und Verzerrungen kaum erkennbar sind. Dadurch können sich Ungleichheiten verfestigen, ohne dass Lehrpersonen oder Lernende die
Mechanismen hinter den Ergebnissen nachvollziehen können.

Eng verbunden damit ist die Abhängigkeit von der Qualität der zugrunde
liegenden Daten. Unvollständige, veraltete oder kulturell einseitige Daten-
sätze führen zu falschen Schlussfolgerungen, die Lernprozesse in eine unan-
gemessene Richtung lenken. Kulturelle Verzerrungen treten insbesondere dann
auf, wenn Trainingsdaten bestimmte Sprachmuster, Werte oder Perspektiven
überrepräsentieren und so die Vielfalt realer Lebenswelten nur eingeschränkt ab-
bilden.

Ein weiteres Risiko ergibt sich aus ungleichen technischen Voraussetzungen.
Fehlende Endgeräte, instabile Internetverbindungen oder unzureichende digitale

Kompetenzen lassen bestimmte Gruppen schnell ins Hintertreffen geraten. Besonders in strukturschwachen Regionen oder bei eingeschränkten finanziellen Möglichkeiten kann dies soziale Ungleichheit verstärken, anstatt sie abzubauen. Auch der Schutz personenbezogener Daten stellt eine zentrale Herausforderung dar. KI-gestützte Systeme verarbeiten regelmäßig sensible Informationen wie Lernverläufe, Bearbeitungsmuster oder individuelle Präferenzen. Fehlen wirksame Schutzmaßnahmen, drohen Missbrauch, unbefugter Zugriff oder unbeabsichtigte Weitergabe. Das Vertrauen der Lernenden wird damit untergraben, die informationelle Selbstbestimmung geschwächt und rechtliche Konflikte sind nicht auszuschließen.

Hinzu tritt die wachsende Abhängigkeit von kommerziellen Anbietern. Proprietäre Systeme binden Bildungseinrichtungen langfristig an Geschäftsmodelle, die nicht zwingend mit pädagogischen Zielen übereinstimmen. Dadurch entstehen Kontrollverluste über Datenflüsse, Anpassungsmöglichkeiten und die strategische Weiterentwicklung.

Ein besonderes Risiko liegt zudem in der verdeckten Nutzung zur Überwachung. Werden Systeme zur Leistungs- oder Verhaltenskontrolle eingesetzt, erzeugen sie Druck, hemmen Kreativität und belasten das Lernklima. Gerade im Gesundheitswesen, wo Vertrauen, Empathie und Beziehungssicherheit tragende Rollen spielen, können solche Entwicklungen gravierende Folgen für die Patientenbeziehung haben. Die verdeckte Nutzung zur Überwachung kann auf Kosten des Vertrauensverhältnisses zwischen Auszubildenden und den betreuten Personen gehen. Das belastet das Lernklima und kann die Entwicklung von Empathie und Vertrauen, die für eine professionelle und menschliche Patientenbeziehung essenziell sind, beeinträchtigen.

Auch eine einseitige Fokussierung auf Individualisierung ist kritisch. Sie eröffnet zwar neue Wege gezielter Förderung, führt jedoch dazu, dass gemeinschaftliches Lernen in den Hintergrund tritt. Auf Dauer schwächt dies soziale Kompetenzen, die für interprofessionelle Zusammenarbeit unverzichtbar sind.

Darüber hinaus verändert der Einsatz von KI die Rolle der Lehrpersonen und Praxisanleitenden. Automatisierte Systeme übernehmen Aufgaben wie Diagnostik, Rückmeldung oder Unterrichtsplanung. Dadurch droht pädagogische Expertise an Bedeutung zu verlieren, was langfristig die Qualität zwischenmenschlicher Beziehungen und die Weiterentwicklung professioneller Handlungskompetenz beeinträchtigt.

Schließlich stellt sich die Frage nach dem Erhalt kritisch-reflexiven Denkens. Werden maschinell erzeugte Antworten ungeprüft übernommen, ohne dass ihre Entstehung oder Relevanz hinterfragt wird, geht die Fähigkeit zur eigenständigen Urteilsbildung verloren. Bildungsprozesse müssen deshalb gezielt darauf ausgerichtet bleiben, Reflexion, Analysefähigkeit und intellektuelle Selbstständigkeit zu fördern.

Diese Vielfalt an Risiken verdeutlicht, dass KI in der beruflichen Gesundheitsbildung nicht unreguliert eingesetzt werden darf. Sie verlangt nach klaren ethischen, organisatorischen und pädagogischen Rahmenbedingungen. Werden technologische Innovationen in eine reflektierte und patientenorientierte Bildungskultur eingebettet, können ihre Potenziale genutzt werden, ohne Patientensicherheit, Professionalität und Menschlichkeit zu gefährden.

KI in der Ausbildung und Praxis der Gesundheitsberufe

3

3.1 Beispiele aus Berufsfachschulen, Skills Labs und Simulationen

Die Anwendung algorithmischer Systeme in der beruflichen Bildung der Gesundheitsberufe zeigt eine wachsende Vielfalt praxisnaher Nutzungsmöglichkeiten. Sie unterstützt Lernprozesse, Praxisphasen und organisatorische Abläufe und gewinnt immer dann an Wirksamkeit, wenn sie in pädagogische, didaktische und institutionelle Konzepte eingebettet wird. Die folgenden Szenarien verdeutlichen, wie sich die zuvor beschriebenen Potenziale konkret im Ausbildungsalltag und in der Praxis niederschlagen.

Ein wichtiges Feld stellt die Nutzung adaptiver Lernsysteme dar. In Fachschulen ermöglichen entsprechende Plattformen eine passgenaue Anpassung von Übungsaufgaben, Lernmaterialien und Rückmeldungen an den jeweiligen Entwicklungsstand der Auszubildenden. Diese Systeme analysieren Lernverläufe, identifizieren Bearbeitungsmuster und schlagen individuelle nächste Schritte vor. So können persönliche Stärken gezielt gefördert und Lernbedarfe differenziert angepasst werden.

Ein anschauliches Beispiel ist der Einsatz eines KI-gestützten Sprachtrainings in einer Pflegeklasse mit hoher sprachlicher Heterogenität. Das System vermittelt berufssprachliche Inhalte in variablen Schwierigkeitsgraden, passt sich an individuelle Sprachprofile an und gibt Rückmeldungen zu Aussprache, Ausdruck und Fachterminologie. Besonders sprachlich unsichere Teilnehmende gewinnen dadurch an Selbstvertrauen und beteiligen sich aktiver an Kommunikationsübungen. Die Anwendung ersetzt keine professionelle Sprachförderung, stellt jedoch eine niedrigschwellige und kontinuierlich verfügbare Ergänzung dar.

Auch in hochschulischen Kontexten und in der Fortbildung kommen adaptive Systeme zum Einsatz, um eigenverantwortliches Lernen zu fördern und individuelle Lernverläufe zu unterstützen. Aufgabenstellungen, Literaturhinweise oder datenbasierte Empfehlungen können personalisiert bereitgestellt werden. Lehrende behalten gleichzeitig einen Überblick über den Lernfortschritt der Gruppe und können gezielt intervenieren. Auf diese Weise entsteht ein ausgewogenes Verhältnis zwischen selbstgesteuertem Lernen und professioneller Begleitung.

Ein weiteres Anwendungsfeld sind digitale Tutoren. Diese Assistenzen beantworten Fragen, erläutern Inhalte und strukturieren komplexe Aufgabenstellungen. In der Gesundheitsausbildung helfen sie etwa bei der Vorbereitung auf Prüfungen, indem sie theoretische Grundlagen vertiefen und gezielte Hinweise für praktische Anwendungssituationen geben. Lernende profitieren von jederzeit verfügbarem Feedback, ohne dass die persönliche Begleitung durch Lehrpersonen oder Praxisanleitende ersetzt wird.

Auch im administrativen Bereich entlastet KI. Systeme zur automatisierten Planung, Modulorganisation oder Dokumentation individueller Lernfortschritte erleichtern die Koordination und schaffen Transparenz. Hochschulen nutzen zudem KI-gestützte Tools zur Analyse von Studienverläufen, zur Optimierung individueller Modulpläne und zur Verwaltung von Prüfungsprozessen.

Diese Beispiele verdeutlichen, dass KI nicht nur Lernprozesse unterstützt, sondern auch zur organisatorischen Weiterentwicklung beiträgt. Wirkungsvoll wird sie jedoch nur, wenn sie pädagogisch gerahmt bleibt, Eigenverantwortung fördert und den Raum für zwischenmenschliche Interaktion wahrt. Damit schafft sie die Grundlage, Bildungsformate adaptiv, inklusiv und nachhaltig weiterzuentwickeln und führt unmittelbar zur Frage, wie diese Möglichkeiten didaktisch gestaltet werden können.

3.2   Gestaltungsideen für KI-gestützte Lernprozesse in Theorie und Praxis

Die in 3.1 beschriebenen Potenziale lassen sich nur ausschöpfen, wenn sie in didaktisch durchdachte Szenarien übertragen werden. Entscheidend ist, dass KI nicht als technisches Add-on erscheint, sondern Lernende aktiv einbindet, Reflexionsfähigkeit und Fachkompetenz stärkt, soziale Handlungskompetenz fördert und die Qualitätsentwicklung von Bildungsprozessen unterstützt.

Eine gute Möglichkeit besteht darin, von intelligenten Systemen erzeugte Inhalte gezielt als Ausgangspunkt kritischer Auseinandersetzungen zu nutzen. Lernende arbeiten mit maschinell generierten Texten, Visualisierungen oder

Lösungsvorschlägen, die mit eigenen Arbeiten oder den Einschätzungen der Gruppe verglichen werden. Daraus entwickeln sich Kriterien für Verständlichkeit, fachliche Korrektheit und inhaltliche Tiefe. Ergänzende Aufgaben regen dazu an, die Funktionsweise der Systeme zu hinterfragen, Datenquellen kritisch zu prüfen und algorithmische Grenzen zu reflektieren. Diese Vorgehensweise fördert Technikverständnis und Urteilskraft gleichermaßen und macht kritisch-reflexives Denken zu einem integralen Bestandteil des Lernprozesses.

Ein weiteres Szenario sind KI-gestützte Simulationen, die virtuelle Gesprächssituationen oder Entscheidungskontexte dynamisch gestalten. In der Aus- und Fortbildung der Gesundheitsberufe lassen sich damit komplexe Interaktionen wie ethische Dilemmata, interprofessionelle Fallbesprechungen oder patientenorientierte Beratungsgespräche trainieren. Lernende erleben dabei unterschiedliche Perspektiven, üben empathisches Handeln und übernehmen Verantwortung in geschützten, risikofreien Lernräumen.

Auch für kooperatives Lernen eröffnet maschinelles Lernen neue Impulse. Digitale Systeme strukturieren Gruppenprozesse, verteilen Aufgaben, weisen Rollen zu und dokumentieren Ergebnisse. Sie geben Hinweise auf unausgeglichene Beteiligung, regen zur Reflexion über Zusammenarbeit an und fördern damit soziale Kompetenz. Die Qualität von Rückmeldungen lässt sich zudem durch KI-basierte Feedbacksysteme erweitern. Besonders bei offenen Aufgaben werden so differenzierte Hinweise auf Stärken, Schwächen und mögliche Vertiefungen geliefert, die Lehrpersonen in individuelle Entwicklungsgespräche einbinden können.

Ein weiterer Ansatz ist die Arbeit mit digitalen Lernportfolios, die durch KI begleitet werden. Lernende dokumentieren darin ihren Fortschritt, reflektieren Erfahrungen und erhalten Unterstützung bei der Analyse von Entwicklungslinien. So werden individuelle Stärken und Lernfelder sichtbar, und es entstehen Ansatzpunkte für passende nächste Schritte.

Darüber hinaus lassen sich adaptive Lernumgebungen gestalten, in denen Inhalte, Aufgaben und Impulse kontinuierlich an Wissensstand, Interessen und Lerntempo angepasst werden. Solche Systeme können auch Tandem- und Gruppenarbeiten anregen, indem sie komplementäre Kompetenzen sichtbar machen und gemeinsame Lerninteressen verbinden. Dadurch werden individuelle und soziale Lernprozesse gleichermaßen gestärkt.

Digitale Assistenzsysteme sollten konsequent als pädagogische Werkzeuge verstanden werden. Sie bereichert Lernprozesse nur dann, wenn sie verantwortungsvoll, kontextsensibel und kritisch eingesetzt wird. Gelingendes Lernen lebt von der aktiven Beteiligung der Lernenden, von der kritischen Begleitung durch Lehrpersonen und von einer Haltung geteilter Verantwortung.

Damit zeigt sich, dass die Rolle der Lehrenden nicht an Gewicht verliert, sondern sich neu formt, ein Aspekt, der im folgenden Abschnitt vertieft betrachtet wird.

3.3   Neue Rollen für Lehrkräfte, Praxisanleitende und Ausbildungsteams

Die Einführung der hier beschriebenen Systeme in die berufliche Bildung verändert grundlegend die Rollenprofile von Lehrpersonen, Praxisanleitenden und multiprofessionellen Ausbildungsteams. Ihre Aufgaben reichen zunehmend über die fachliche Wissensvermittlung hinaus und umfassen die Gestaltung, Steuerung und Reflexion KI-gestützter Lernprozesse. Damit gewinnen Kompetenzen in der Planung, im technischen Verständnis und in der pädagogischen Rahmung digitaler Systeme deutlich an Relevanz.

Ein wichtiges Handlungsfeld liegt in der Integration geeigneter Anwendungen in die Unterrichts- und Ausbildungsplanung. Die Auswahl, Anpassung und Weiterentwicklung technischer Systeme orientieren sich an konkreten pädagogischen Zielsetzungen. Datenbasierte Rückmeldungen ergänzen professionelles Urteil, indem sie vertiefte Einblicke in Lernverläufe ermöglichen. Aufgabenformate lassen sich mit digitalen Feedbacksystemen kombinieren, Materialien werden auf Grundlage algorithmischer Analysen angepasst und adaptive Lernangebote schrittweise in den Bildungsalltag eingebunden. Entscheidend ist dabei, dass Lehrende nicht nur den Zugang zu Wissen eröffnen, sondern zugleich Aufgaben entwickeln, die eine kritische Prüfung von KI-Ergebnissen anregen. Lernende sollen befähigt werden, maschinelle Vorschläge zu hinterfragen, ihre Herkunft zu analysieren und sie in Bezug auf ihre praktische Anwendbarkeit zu bewerten.

Während der Durchführung von Lehrveranstaltungen koordinieren Lehrkräfte den Einsatz KI-gestützter Komponenten. Sie strukturieren Lernprozesse, steuern den gezielten Einsatz digitaler Werkzeuge und begleiten kooperative Lernszenarien, in denen technische Systeme unterstützend wirken. Ebenso achten sie darauf, dass aus der Nutzung digital generierter Inhalte nicht nur theoretisches Wissen erwächst, sondern dass Lernende dieses Wissen in Können übersetzen. Dazu gehört, Ergebnisse praktisch zu erproben, in konkreten Situationen anzuwenden und im Dialog mit Lehrenden und Peers zu reflektieren. Auf diese Weise wird der Unterschied zwischen verfügbarem Wissen und tatsächlicher Handlungskompetenz bewusst gemacht.

Ein weiteres Aufgabenfeld ergibt sich in der kontinuierlichen Evaluation der eingesetzten Technologien. Lehrpersonen und Ausbildungsteams prüfen kritisch die Passung automatisierter Rückmeldungen zu den angestrebten Bildungs-zielen, bewerten die Akzeptanz bei den Lernenden und überprüfen die prakti-sche Umsetzbarkeit. Die Erfahrungen aus der Anwendung fließen in die Weiter-entwicklung der Systeme ein. Rückmeldungen der Teilnehmenden werden ebenso berücksichtigt wie technische Anpassungserfordernisse oder organisato-rische Rahmenbedingungen. Dieser Prozess unterstützt nicht nur die Qualitäts-sicherung, sondern fördert auch die Kompetenz der Lernenden, sich aktiv an der Bewertung digitaler Systeme zu beteiligen.

Mit diesen erweiterten Aufgaben steigen auch die Anforderungen an das pro-fessionelle Handeln der Lehrenden. Sie müssen technische Funktionen verstehen, didaktisch fundiert einordnen und mit fachlichen sowie sozialen Erfordernissen in Einklang bringen. Die Fähigkeit, unterschiedliche Werkzeuge zu einem sinn-vollen Gesamtkonzept zu verbinden, verlangt methodisches Wissen, diagnosti-sche Sensibilität und pädagogisches Feingefühl. Herausforderungen wie techni-sche Störungen, unvollständige Daten oder unvorhergesehene Systemreaktionen erfordern Flexibilität und ein hohes Maß an situativer Steuerungskompetenz.

Die Rolle von Lehrpersonen im Kontext KI-gestützter Bildung wird zu-nehmend durch ein Zusammenspiel von Strukturgebung, individueller Lern-begleitung und reflektierter Verantwortung geprägt. Sie sichern die pädagogi-sche Qualität, gestalten tragfähige Beziehungsebenen und sorgen dafür, dass technische Systeme der Entwicklung und dem Lernerfolg der Teilnehmenden dienen. Lehrende werden so zu Ermöglichern von Lernprozessen, in denen Wis-sen nicht nur vermittelt, sondern in Können übersetzt wird. Sie fördern Eigen-verantwortung, kritisches Denken und die Fähigkeit, generierte Ergebnisse selbstständig zu prüfen und einzuordnen. Der Einsatz digitaler Systeme ersetzt das pädagogische Handeln nicht, sondern verändert seine Gestalt. Mit den neuen Möglichkeiten wachsen die Anforderungen, die Aufgaben werden komplexer, und die Verantwortung für eine gelingende Bildungsbiografie bleibt ein Kern-bestandteil des professionellen Selbstverständnisses.

3.4 Lernende im Wandel: Selbststeuerung, Verantwortung und Begleitung

Auch die Rolle der Lernenden verändert sich grundlegend durch den Einzug in-telligenter Systeme in die berufliche Bildung. Ihre Aufgaben reichen zunehmend über das bloße Aufnehmen von Inhalten hinaus. In technologiegestützten Lern-umgebungen sind sie gefordert, digitale Anwendungen aktiv in ihre persönliche Lernorganisation einzubinden. Sie recherchieren Informationen, strukturieren Inhalte, entwickeln eigenständige Lösungswege und gestalten bewusst ihre Lernprozesse unter Nutzung digitaler Werkzeuge. Die Verantwortung für die Auswahl geeigneter Mittel und deren zielführende Anwendung liegt dabei in ihren Händen. In digitalen und hybriden Settings gestalten Lernende ihre Bildungsprozesse vermehrt selbstbestimmt. Sie wählen passende Aufgabenformate, passen die Bearbeitungsweise an individuelle Interessen und ihr Lerntempo an und nutzen adaptive Systeme zur Planung, Durchführung und Reflexion. Digitale Portfolios, Lernplattformen und automatisierte Feedbacksysteme gehören ebenso zu diesem Repertoire wie die strukturierte Dokumentation von Zwischenergebnissen und Auswertungen. Technische Rückmeldungen werden aufgegriffen, um fundierte Entscheidungen zu treffen und nächste Lernschritte zu planen.

Auch in kollaborativen Lernkontexten übernehmen Teilnehmende eine aktive und gestaltende Rolle. Die hier beschriebenen Werkzeuge erleichtern die Abstimmung innerhalb der Gruppe, unterstützen die Organisation von Arbeitsprozessen und fördern die gemeinsame Wissensentwicklung. Dabei sind Lernende aufgefordert, Verantwortung für eine gelingende Kommunikation zu übernehmen, gemeinsame Zielsetzungen zu formulieren und den Gruppenprozess auch in virtuellen oder asynchronen Räumen konstruktiv zu steuern.

Die Herausforderungen liegen insbesondere in der Fähigkeit, digitale Instrumente funktional zu kombinieren, sich in komplexen Lernumgebungen sicher zu orientieren und die vielfältigen technischen Möglichkeiten auf die eigenen Ziele auszurichten. Neben einem soliden technischen Verständnis sind hierfür Selbststeuerung, Verlässlichkeit und eine strukturierte Arbeitsweise erforderlich. Zunehmend wird es zudem wichtig, Ergebnisse datengetriebener Modelle kritisch zu prüfen, ihre Herkunft und Plausibilität einzuordnen und sie nicht unreflektiert zu übernehmen. Damit wird deutlich, dass Wissen nicht automatisch Können bedeutet. Erst durch die Anwendung, die Reflexion und die Überprüfung im praktischen Kontext entsteht Handlungskompetenz.

Die Rolle der Lernenden in der KI-gestützten Gesundheitsbildung ist somit geprägt von einer erweiterten Eigenverantwortung. Sie entwickeln die Fähigkeit, ihre Bildungsbiografie aktiv zu gestalten, digitale Werkzeuge zielgerichtet einzusetzen und sich in dynamischen, oft dezentral organisierten Lernkontexten souverän zu bewegen. Dabei wachsen nicht nur die fachlichen Kompetenzen, sondern auch überfachliche Fähigkeiten wie kritisches Denken, Selbstorganisation, digitale Handlungsfähigkeit und kooperative Gestaltungskompetenz. Diese Entwicklung verändert das Lernen grundlegend und erweitert zugleich das Verständnis von professioneller Identitätsbildung.

3.5 Lebenslanges Lernen und Fortbildungsformate mit KI-Unterstützung

Die Dynamik, die durch die zunehmende Integration künstlicher Intelligenz in die berufliche Bildung entsteht macht deutlich, dass auch Lehrpersonen, pädagogisch Tätige und Verantwortliche in Bildungseinrichtungen kontinuierlich neue Kompetenzen aufbauen und vorhandenes Wissen aktualisieren müssen. Lebenslanges Lernen wird zu einer maßgeblichen Voraussetzung, um Lernprozesse im digitalen Wandel professionell zu gestalten. In der Praxis zeigt sich eine wachsende Vielfalt an Fortbildungsformaten und Entwicklungsinitiativen, die Fachpersonen darin unterstützen, auf die veränderten Anforderungen zu reagieren und ihre Rolle im Bildungskontext neu zu reflektieren.

Fortbildungen, die Kompetenzen im Umgang mit diesen Technologien vermitteln, sind inzwischen fester Bestandteil vieler Qualifizierungsstrategien. Sie reichen von grundlegenden Einführungen in Funktionsweise, Einsatzmöglichkeiten und Grenzen intelligenter Systeme bis hin zu vertiefenden Modulen, die sich mit der didaktischen Integration befassen. Diese Angebote richten sich an unterschiedliche Zielgruppen innerhalb des Bildungssystems, von Fachschulen über Hochschulen bis hin zu Trägern der beruflichen Weiterbildung, und fördern eine sachlich fundierte, kontextbezogene Auseinandersetzung mit den pädagogischen Implikationen intelligenter Technologien.

Besonders zielführend sind Formate, die eine enge Verbindung zur beruflichen Praxis herstellen. In diesen Angeboten werden theoretische Grundlagen mit anwendungsnahen Szenarien verknüpft. Teilnehmende erhalten die Möglichkeit, KI-gestützte Werkzeuge in einem geschützten Rahmen zu erproben, Erfahrungen zu reflektieren und darauf aufbauend kontextspezifische Nutzungskonzepte zu entwickeln. Denkbar sind etwa fiktive Szenarien zur Einführung adaptiver Lernplattformen in der Fortbildung von Pflegekräften oder zur Nutzung KI-basierter Assistenzsysteme in Reflexionsphasen. Im Vordergrund steht dabei nicht der Erwerb technischer Spezialkenntnisse, sondern die Befähigung, diese generativen Modelle als didaktisches Gestaltungselement kritisch, reflektiert und verantwortungsvoll einzusetzen.

Digitale Lernplattformen ergänzen diese Formate durch zeitlich und örtlich flexible Lernangebote. Fachpersonen können dort eigenständig Themenschwerpunkte setzen, Inhalte bearbeiten und sich mit aktuellen Entwicklungen vertraut machen. Die modular aufgebauten Kurse enthalten Übungen, Materialien und begleitende Reflexionsimpulse, die eine vertiefte Auseinandersetzung mit ethischen, technischen und didaktischen Fragen ermöglichen.

Darüber hinaus eröffnen digitale Weiterbildungsformate neue Wege zur Förderung selbstgesteuerter Lernprozesse. Sie regen dazu an, den eigenen Fortbildungsbedarf zu reflektieren, relevante Themen kontextbezogen auszuwählen und im eigenen Lerntempo zu bearbeiten. Die Kombination aus allgemeinen Einführungseinheiten und spezifischen Vertiefungen, etwa zur ethischen Einordnung von KI-Systemen oder zur didaktischen Integration in Praxissituationen, unterstützt eine differenzierte Kompetenzentwicklung entlang der beruflichen Anforderungen.

Neben der inhaltlichen Vermittlung ist die Entwicklung einer lernförderlichen Haltung von zentraler Bedeutung. Lebenslanges Lernen im Kontext technologischer Transformation erfordert Offenheit, Experimentierfreude und die Bereitschaft zur kritischen Reflexion. Lehrende und andere Fachpersonen müssen bereit sein, den eigenen Bildungsweg aktiv mitzugestalten, neue Fragestellungen aufzunehmen und mit Unsicherheiten produktiv umzugehen. Selbstlernkompetenz, digitale Souveränität und berufliche Neugier entwickeln sich zu Schlüsselqualifikationen für die Gestaltung von Bildungsprozessen unter veränderten Rahmenbedingungen.

Die Fähigkeit, sich selbstorganisiert weiterzubilden, geht dabei über die Handhabung einzelner Tools hinaus. Sie umfasst auch das Verständnis für gesellschaftliche, ethische und pädagogische Implikationen im Umgang mit Technologien. Wer in Bildungskontexten damit arbeitet, benötigt nicht nur funktionale Fertigkeiten, sondern auch die Fähigkeit zum kritischen Denken und verantwortungsbewussten Handeln. Diese Kompetenzentwicklung ist nicht allein individuelle Aufgabe, sondern verlangt nach unterstützenden Rahmenbedingungen, einer ermutigenden Lernkultur und dem institutionellen Willen zur Weiterentwicklung.

Die Praxis zeigt, dass Fortbildungsangebote, digitale Lernformate und eine reflexive Haltung zusammenkommen müssen, um lebenslanges Lernen mit intelligenten Systemen wirksam zu verankern. Bildungseinrichtungen stehen in der Verantwortung, entsprechende Strukturen bereitzustellen, Erfahrungsräume zu schaffen und die Professionalisierung des pädagogischen Personals aktiv zu begleiten. Gelingt dies, wird künstliche Intelligenz nicht nur zu einem technischen Instrument, sondern zu einem Impulsgeber für die Weiterentwicklung professioneller Bildungskultur.

Die Beispiele, Szenarien und Rollenveränderungen in Ausbildung und Praxis zeigen, dass automatisierte Prozesse nur dann zu einem tragfähigen Bestandteil der Gesundheitsbildung werden kann, wenn sie kritisch geprüft, didaktisch sinnvoll verankert und durch eine Kultur des lebenslangen Lernens begleitet wird.

Lernende wie Lehrende übernehmen neue Verantwortlichkeiten, die weit über die reine Wissensvermittlung hinausgehen. Damit rückt die Frage in den Vordergrund, wie dieser Wandel ethisch fundiert und im Sinne einer inklusiven Qualifizierungspraxis gestaltet werden kann. Genau diese Aspekte stehen im folgenden Kapitel im Mittelpunkt.

Strategien für Fachschulen, Fortbildungszentren und Hochschulen

4

4.1 Organisationsentwicklung in Bildungseinrichtungen des Gesundheitswesens

Die Einführung digitaler Systeme in Bildungseinrichtungen des Gesundheitswesens erfordert weit mehr als die bloße Implementierung einzelner Anwendungen. Sie stellt eine umfassende Entwicklungsaufgabe dar, die alle Ebenen der Organisation betrifft. Damit sie einen nachhaltigen Beitrag zur Weiterentwicklung beruflicher Bildung leisten kann, braucht es eine strategisch ausgerichtete Gesamtplanung. Diese verbindet pädagogische Zielsetzungen, organisatorische Strukturen und technische Voraussetzungen und muss zugleich den veränderten Rollen von Lehrenden und Lernenden Rechnung tragen, wie sie in Kap. 3 skizziert wurden.

Ein wirksamer Ausgangspunkt besteht darin, die Einführung nicht lediglich als technologische Innovation zu begreifen, sondern als Bestandteil eines breit angelegten Veränderungsprozesses. Bildungseinrichtungen sind gefordert, klare Zielrichtungen zu formulieren, ihre pädagogischen Grundüberzeugungen zu reflektieren und ein gemeinsames Verständnis im Umgang mit digitalen Systemen zu entwickeln. Eine solche Strategie bildet das Fundament für einen verantwortungsvollen Einsatz und stellt sicher, dass deren Anwendung nicht zufällig oder rein funktional erfolgt, sondern konsequent auf Bildungsqualität und Teilhabe ausgerichtet ist.

Für berufliche Schulen und Fachschulen bedeutet dies, bestehende Leitbilder, pädagogische Programme und Maßnahmen der Qualitätsentwicklung unter dem Gesichtspunkt dieses Veränderungsprozesses neu zu bewerten. Die Einführung von KI kann als Impuls genutzt werden, didaktische Konzepte weiterzuent-

A. Lübken und M. Wiemer, *KI und Bildung im Gesundheitswesen,* essentials, https://doi.org/10.1007/978-3-662-72401-9_4

wickeln, Lernformate zu überdenken und die kollegiale Zusammenarbeit zu stärken. Sie ist kein Ersatz für pädagogisches Handeln, sondern ein Instrument zur Unterstützung lernförderlicher Bedingungen und zur Weiterentwicklung der Ausbildungspraxis.

Auch an Hochschulen ist eine strategische Verankerung erforderlich, die über einzelne Fachbereiche hinausreicht. Die Integration von KI betrifft hier nicht nur die Lehre, sondern auch Forschung, Studienorganisation und Verwaltungsprozesse. Hochschulentwicklung sollte eine übergreifende Perspektive einnehmen, interdisziplinäre Kooperationen ermöglichen und wesentliche Steuerungsstrukturen einbeziehen. Die Entwicklung hochschulweiter Leitlinien, Gremien und Empfehlungen kann dazu beitragen, einen kohärenten und partizipativen Umgang mit intelligenten Technologien zu etablieren.

Ein entscheidender Erfolgsfaktor liegt in der Entwicklung einer gemeinsam getragenen Vision. Lehrpersonen, Leitungsteams, Verwaltung und Lernende benötigen ein konsistentes Verständnis darüber, welche Chancen, Herausforderungen und Zielrichtungen mit dem Einsatz dieser Modelle verbunden sind. Diese gemeinsame Ausrichtung stärkt das Bewusstsein dafür, dass Bildungseinrichtungen nicht nur technische Systeme implementieren, sondern Lern- und Arbeitskulturen gestalten, in denen Wissen in Können übersetzt wird.

Neben kulturellen und inhaltlichen Aspekten sind auch strukturelle Voraussetzungen von Bedeutung. Bildungseinrichtungen benötigen geeignete Steuerungsinstrumente, um die Einführung und Weiterentwicklung von KI systematisch zu begleiten. Die Einrichtung von Projektgruppen, interdisziplinären Fachgremien oder übergreifenden Koordinationsstellen kann helfen, Erfahrungen zu bündeln, Entwicklungsprozesse transparent zu gestalten und institutionelle Lernschritte nachvollziehbar zu machen. So wird verhindert, dass Insellösungen entstehen, die keinen Anschluss an eine übergreifende Strategie finden.

Organisationsentwicklung in dem hier beschriebenen Kontext ist als kontinuierlicher Lernprozess zu verstehen. Die Einführung digitaler Systeme erfordert eine laufende Reflexion über deren Wirkungen, die erreichten Ziele und mögliche Anpassungserfordernisse. Bildungseinrichtungen sollten dafür Zeit, Ressourcen und strukturelle Offenheit bereitstellen. Nur so lassen sich technologische Veränderungen in eine langfristig tragfähige Entwicklung überführen.

Dabei ist zu berücksichtigen, dass unterschiedliche Bildungsbereiche jeweils eigene Anforderungen an die strategische Umsetzung stellen. Fachschulen benötigen verbindliche Konzepte und praxisorientierte Handlungsrahmen, die eine gezielte pädagogische Integration ermöglichen. Hochschulen profitieren von flexiblen, forschungsnahen Strukturen, die individuelle Profilbildung erlauben. In der beruflichen Fort- und Weiterbildung sind praxisnahe, unmittelbar kompatible

Lösungen gefragt, die den dynamischen Anforderungen beruflicher Praxis gerecht werden. Jede Strategie zur Organisationsentwicklung sollte diese Unter-
schiede ernst nehmen und passgenaue Umsetzungswege eröffnen. Entscheidend
ist, dass die institutionelle Ebene die Voraussetzungen schafft, damit Lehrende
ihre veränderte Rolle verantwortlich gestalten und Lernende ihre Selbststeuerung
zu einer tragfähigen Kompetenz entwickeln können.

4.2 Curriculaentwicklung für KI-Kompetenz und digitale Professionalität

Die gezielte Förderung sozialer Kompetenzen, kritischen Denkens und eines reflektierten Umgangs mit technischen Entwicklungen erfordert eine verbindliche
curriculare Verankerung. innerhalb der beruflichen Bildung im Gesundheitswesen. Bildungspläne sollten klare Strukturen und nachvollziehbare Vorgaben
enthalten, die festlegen, wie überfachliche Kompetenzen methodisch und inhaltlich in die fachlichen Lernprozesse integriert werden. Eine tragfähige Grundlage bilden differenzierte Kompetenzprofile, die definieren, welche Fähigkeiten
Lernende auf den jeweiligen Qualifikationsstufen erwerben sollen. Sie dienen als
Orientierungsrahmen für die Planung von Lerneinheiten, Projektarbeiten und institutionellen Entwicklungsmaßnahmen.

Die Entwicklung modularer Curricula zielt darauf ab, Technikreflexion,
soziale Handlungsfähigkeit und Urteilskraft systematisch zu verankern. Entsprechende Module sollten verbindlich in alle Bildungsgänge integriert und in
vielfältigen Lernsituationen angewendet werden. Die Umsetzung kann durch
eigenständige Lerneinheiten oder durch die Einbettung in fachbezogene Inhalte
erfolgen. Dabei ist sicherzustellen, dass Lehrende Aufgaben gestalten, die Lernende nicht nur inhaltlich herausfordern, sondern sie auch darin trainieren, technisch generierte Ergebnisse kritisch zu prüfen, deren Herkunft und Plausibilität
zu hinterfragen und sie in Bezug auf ihre praktische Anwendbarkeit zu bewerten.
Nur wenn Wissen konsequent in Können übersetzt wird, entsteht nachhaltige
Handlungskompetenz.

Zugleich müssen neue Curricula den Bedürfnissen heterogener und inklusiver
Lerngruppen gerecht werden. Dies erfordert differenzierende, barrierefreie und
adaptive Lernangebote, die von Beginn an als integrale Bestandteile aller Module
geplant werden. Auf diese Weise wird sichergestellt, dass Lernende mit unterschiedlichen Voraussetzungen aktiv am Bildungsprozess teilnehmen und ihre
berufliche Entwicklung selbstbestimmt gestalten können.

Ein wichtiges Element curricularer Arbeit liegt in der regelmäßigen Verankerung von Reflexions- und Analysephasen innerhalb des Lernprozesses. Diese Phasen regen Lernende dazu an, ihre Entscheidungen zu hinterfragen, Systeme kritisch zu bewerten und eigene Lernstrategien bewusst zu reflektieren. Damit sie wirksam werden, müssen sie fester Bestandteil der didaktischen Jahresplanung und zugleich in Verfahren institutioneller Qualitätssicherung verankert sein.

Auch Prüfungsformate spielen eine Schlüsselrolle. Erforderlich sind Regelungen, die gewährleisten, dass Prüfungen nicht allein auf Wissensreproduktion ausgerichtet sind, sondern auch reflexive, kommunikative und bewertende Fähigkeiten erfassen. Projektbezogene Aufgabenstellungen, digitale Portfolios, mündliche Prüfungen oder fallbasierte Analysen eignen sich, um die praktische Anwendung technikbezogener, sozialer und ethischer Kompetenzen sichtbar zu machen. Prüfungsordnungen und institutionelle Rahmenvorgaben müssen entsprechend angepasst werden, damit Überprüfung und Kompetenzentwicklung Hand in Hand gehen.

Für eine nachhaltige Wirkung curricularer Entwicklungen ist es notwendig, dass diese nicht nur auf der operativen Ebene umgesetzt, sondern auch in Leitbildern, Entwicklungsplänen und internen Evaluationsverfahren verankert werden. Die Förderung überfachlicher Kompetenzen muss als Teil der pädagogischen Grundorientierung verstanden und im Alltag sichtbar gelebt werden. Ihre volle Wirkung entfaltet sich nicht allein im Curriculum, sondern erst dann, wenn sie als strategische Basis die Steuerung und Weiterentwicklung professioneller Bildungsprozesse prägt.

4.3   Fortbildung für Lehrende, Praxisanleitende und Führungskräfte

Die Einführung künstlicher Intelligenz in Bildungskontexte der Gesundheitsberufe macht eine systematisch aufgebaute und institutionell verankerte Fortbildungsstrategie unverzichtbar. Lehrpersonen, Praxisanleitende und Führungskräfte benötigen fundierte Kompetenzen, um Anwendungen fachlich begründet auszuwählen, didaktisch sinnvoll einzubinden und deren Auswirkungen auf Lernprozesse sowie institutionelle Bildungsziele kritisch zu reflektieren. Fortbildung ergänzt damit die curriculare Verankerung von KI-Kompetenzen und bildet den entscheidenden Hebel, um die geplanten Konzepte in der Praxis wirksam werden zu lassen.

Im Mittelpunkt zeitgemäßer Fortbildungsinhalte steht der Erwerb grundlegender Orientierungskenntnisse. Dazu gehört das Verständnis der Funktionsweise datengetriebener Modelle, ihrer Einsatzmöglichkeiten sowie ihrer technischen und ethischen Grenzen. Lehrende sollen befähigt werden, die Qualität KI-basierter Rückmeldungen einzuschätzen, deren pädagogischen Nutzen zu bewerten und reflektierte Anwendungsszenarien zu entwickeln. Hinzu kommen Kompetenzen in der Analyse digital gestützter Lernprozesse und in der Bewertung technologischer Wirkungen, um die Differenz zwischen Wissen und Können im Lernprozess sichtbar zu machen und gezielt aufzugreifen.

Die Formate solcher Fortbildungsangebote sollten vielfältig und praxisgerecht sein. Präsenzveranstaltungen, digitale Module, hybride Schulungseinheiten und modulare Zertifikatskurse eröffnen unterschiedliche Zugänge. Praxisnahe Workshops, kollegiale Fallanalysen und interdisziplinäre Lernräume unterstützen eine anwendungsorientierte Auseinandersetzung und fördern die unmittelbare Übertragung in das Berufsfeld. Entscheidend ist, dass Lehrende nicht nur technisches Wissen erwerben, sondern auch befähigt werden, die Kompetenz zur kritischen Prüfung von KI-Ergebnissen bei den Lernenden systematisch zu fördern.

Fortbildung darf nicht von individueller Initiative abhängen, sondern muss strategisch geplant und institutionell gesichert sein. Personalentwicklungsstrategien sollten verbindliche Weiterbildungsanteile zum Umgang mit smarten Systemen enthalten, die regelmäßig aktualisiert, evaluiert und an neue Entwicklungen angepasst werden. In Leitbildern, Entwicklungsplänen und Qualitätssicherungsprozessen müssen Fortbildungsmaßnahmen als integraler Bestandteil des professionellen Selbstverständnisses sichtbar werden.

Ein praxisnahes Beispiel aus der beruflichen Rehabilitation zeigt, wie KI-bezogene Fortbildung inklusiv, kooperativ und lebensnah gestaltet werden kann. In einer Einrichtung zur beruflichen Reha von Menschen mit gesundheitlichen Einschränkungen wurde eine interprofessionelle Fortbildungsreihe entwickelt, die Fachpersonen aus Pädagogik, Therapie, Medizin und Beratung gemeinsam mit Menschen mit Behinderungen für die verantwortungsvolle Nutzung intelligenter Assistenztechnologien sensibilisierte. Im Zentrum standen Anwendungen wie Spracherkennung, unterstützende Textsysteme, adaptive Lernumgebungen und barrierefreie Feedbacktools. Die gemeinsame Erprobung in gemischten Teams förderte das Verständnis für unterschiedliche Perspektiven und unterstützte ein an individuellen Bedarfen orientiertes, reflektiertes didaktisches Handeln.

Dieses Beispiel verdeutlicht, dass Fortbildung am meisten bewirkt, wenn Technik nicht isoliert vermittelt wird, sondern in einem didaktischen Setting integriert ist, das Haltungsentwicklung, partizipative Kooperation und kritische Reflexion verbindet.

Für die Weiterentwicklung solcher Angebote sind Bildungseinrichtungen gefordert, Verfahren zur systematischen Bedarfserhebung, Wirkungserfassung und Anpassung zu etablieren. Regelmäßige Evaluationen helfen, aktuelle Anforderungen zu identifizieren, Formate weiterzuentwickeln und eine kontinuierliche Professionalisierung zu sichern. So lässt sich die Dynamik technologischer Innovation aufnehmen, ohne die pädagogische Substanz preiszugeben.

4.4   Co-Design und Beteiligung von Lernenden, betreuten Personen und Fachteams

Die wirksame Integration künstlicher Intelligenz in die Bildungskontexte der Gesundheitsberufe setzt die aktive Mitwirkung aller beteiligten Gruppen voraus. Lehrpersonen, Auszubildende, betreute Personen und interprofessionelle Teams sind unmittelbar von den Veränderungen betroffen. Ihre Beteiligung an der Entwicklung, Auswahl und Erprobung technischer Systeme ist deshalb nicht nur wünschenswert, sondern eine grundlegende Bedingung für bedarfsorientierte und alltagsnahe Gestaltung. Co-Design und partizipative Verfahren schaffen den Rahmen, um Lösungen hervorzubringen, die funktional für verschiedene Kontexte geeignet, kulturell sensibel und pädagogisch wirksam sind.

Im Kontext der Gesundheitsbildung ist die aktive Mitwirkung von Patient*innen und Klient*innen von grundlegender Bedeutung. Sie sind Expert*innen ihrer eigenen Erfahrung und können wertvolle Hinweise dazu geben, wie KI-Systeme die Versorgung unterstützen können, ohne menschliche Nähe zu beeinträchtigen. Ihre Perspektive hilft, Anwendungen so zu gestalten, dass sie nicht nur funktional, sondern auch im Sinne des Patientenwohls wirksam sind.

Die Vielfalt der Perspektiven bildet eine wesentliche Ressource. Lehrkräfte, Praxisanleitende und pädagogisch Tätige steuern ihre Erfahrungen aus Unterricht und Beratung bei. Gleichzeitig verfügen Lernende und Fortbildungsteilnehmende über unmittelbares Wissen zu den Anforderungen des beruflichen Alltags und zur Bedienbarkeit technischer Systeme. Angehörige, Verwaltungspersonal, IT-Fachkräfte und externe Kooperationspartner ergänzen diese Sichtweisen, indem sie organisatorische, technische und infrastrukturelle Rahmenbedingungen einbringen. Erst aus diesem Zusammenspiel entsteht die Grundlage für tragfähige Lösungen.

Damit Beteiligung wirksam wird, braucht es methodisch fundierte und institutionell verankerte Formate. Moderierte Workshops eröffnen Räume, um Erwartungen zu formulieren, Zielvorstellungen abzugleichen und erste Konzepte gemeinsam zu entwerfen. In gemischten Arbeitsgruppen lassen sich Anforderungen analysieren, Nutzungsszenarien prüfen und Prioritäten festlegen. Digitale Plattformen unterstützen überregionale und interprofessionelle Kooperation, während Pilotprojekte helfen, konkrete Anwendungen im realen Alltag zu erproben. Entscheidend ist, dass Rückmeldungen systematisch erhoben, dokumentiert und in die Weiterentwicklung zurückgespiegelt werden. Partizipation darf sich nicht auf einzelne Projektphasen beschränken. Sie muss als dauerhafter, dialogischer Prozess gestaltet werden, der den gesamten Lebenszyklus eines Systems begleitet. Rückkopplungsschleifen, kontinuierliche Mitgestaltungsmöglichkeiten und partizipative Evaluationsverfahren fördern Transparenz, stärken Vertrauen und ermöglichen rechtzeitige Anpassungen, bevor Fehlentwicklungen entstehen. Auf diese Weise wächst eine Verantwortungsgemeinschaft zwischen Bildungseinrichtungen, Nutzenden und Entwicklungsteams.

Die Bereitschaft, neue Technologien im Bildungs- und Versorgungsalltag einzusetzen, steigt nachweislich, wenn Beteiligte ihre Sichtweisen einbringen und mitgestalten können. Akzeptanz wächst dort, wo Erfahrungen sichtbar werden und Menschen spüren, dass ihre Beiträge ernst genommen werden. Dies stärkt nicht nur die Identifikation mit den Anwendungen, sondern fördert zugleich das Verständnis für ihre Funktionsweise und die Fähigkeit zu einem reflektierten, souveränen Umgang.

Beteiligung wirkt zudem als Element der Professionalisierung. Wer in Co-Design-Prozesse eingebunden ist, entwickelt Kompetenzen zur Bewertung, Anpassung und kritischen Reflexion technischer Systeme. So werden Fortbildung und Partizipation miteinander verzahnt: Beteiligung vertieft Lernprozesse, Fortbildung erweitert Beteiligungskompetenz. Beide zusammen tragen dazu bei, eine lernförderliche Haltung und eine Kultur geteilter Verantwortung zu verankern.

Co-Design und Partizipation verbessern damit nicht nur die Passung technischer Systeme, sondern stärken auch pädagogische Wirksamkeit, institutionelle Lernfähigkeit und die kooperative Grundhaltung von Bildungsorganisationen. Wo künstliche Intelligenz als gemeinsames Vorhaben verstanden wird, wächst ein Fundament, das Offenheit, Verantwortung und Menschlichkeit zur Basis einer digitalen Transformation im Gesundheitswesen macht.

4.5 Technische Voraussetzungen und Infrastruktur in gesundheitsbezogenen Lernorten

Die Integration künstlicher Intelligenz in die Bildungskontexte der Gesundheitsberufe verlangt eine sorgfältige Ausgestaltung der technischen Rahmenbedingungen. Neben pädagogischen und organisatorischen Überlegungen bildet die Infrastruktur das Fundament, auf dem digitale Lernprozesse aufbauen. Nur wenn Datenschutz, Interoperabilität und Barrierefreiheit zuverlässig gewährleistet sind, können algorithmische Systeme ihr Potenzial entfalten und dauerhaft in Aus-, Fort- und Weiterbildung verankert werden.

Ein Prinzip ist der Datenschutz von Beginn an. Bereits bei Auswahl und Entwicklung von KI-Anwendungen müssen datensensible Strukturen mitgedacht werden. Dazu gehören die Begrenzung der Datenerhebung auf das erforderliche Minimum, Verfahren zur Anonymisierung und Pseudonymisierung sowie transparente Informationen über die Nutzung der Daten. Nutzende müssen nachvollziehen können, welche Informationen erhoben, wie sie verarbeitet und welche Rechte ihnen zugesprochen werden. Eine solche Gestaltung stärkt Vertrauen und sichert zugleich die Einhaltung rechtlicher Vorgaben.

Ebenso entscheidend ist die Interoperabilität. Da Bildungseinrichtungen mit einer Vielzahl von Plattformen, Datenformaten und Softwarelösungen arbeiten, müssen digitale Anwendungen anschlussfähig sein und sich nahtlos in bestehende Systeme einfügen. Standardisierte Schnittstellen, sichere Datenübertragungen und die Möglichkeit zur Synchronisierung unterschiedlicher Prozesse sind hierfür unerlässlich. Interoperabilität reduziert Abhängigkeiten von einzelnen Anbietern, erleichtert Anpassungen und erhöht die Zukunftssicherheit.

Ein weiterer Schlüsselbereich ist die barrierefreie Nutzbarkeit. Automatisierte Prozesse dürfen keine neuen Zugangshürden erzeugen, sondern müssen mit assistiven Technologien kompatibel und flexibel anpassbar sein. Dazu zählen Schnittstellen für Screenreader, alternative Textformate, variable Eingabemöglichkeiten und individuell einstellbare Darstellungsoptionen. Die frühzeitige Verankerung barrierefreier Standards stellt sicher, dass Lernende mit unterschiedlichen Voraussetzungen gleichberechtigt am Bildungsprozess teilhaben können. Eine inklusive technische Gestaltung ist Ausdruck professioneller Verantwortung und Qualitätsmerkmal zeitgemäßer Bildungstechnologie.

Technische Infrastruktur darf jedoch nicht allein als Aufgabe von IT-Abteilungen verstanden werden. Sie entsteht aus Kooperation und geteilter Verantwortung zwischen Leitungsteams, Lehrenden, Verwaltung, technischen Fachpersonen und Lernenden. Nur wenn technische Leistungsfähigkeit, Datenschutz und Inklusion in einem partizipativen Prozess zusammengeführt werden, entsteht ein Rahmen, der nicht nur funktional, sondern auch pädagogisch und ethisch tragfähig ist. So wird Technik Teil einer verantwortungsbewussten Bildungsentwicklung, die Effizienz, Transparenz und soziale Teilhabe gleichermaßen trägt.

4.6   Steuerung, Verantwortung und Qualitätssicherung in Bildungsorganisationen

Um den komplexen Anforderungen digitaler Transformationsprozesse gerecht zu werden, benötigen Bildungseinrichtungen im Gesundheitswesen klar strukturierte Steuerungsmodelle und verbindliche Verfahren zur Qualitätssicherung. Ziel ist es, den Einsatz künstlicher Intelligenz nicht punktuell oder zufällig zu gestalten, sondern strategisch einzubetten und langfristig wirksam zu machen. Dazu braucht es Rahmenbedingungen, die Zuständigkeiten präzise klären, Entscheidungswege transparent halten und Entwicklungsprozesse institutionell verankern.

Wesentlich dabei ist die eindeutige Regelung von Verantwortlichkeiten. Es muss festgelegt werden, wer für Auswahl, Einführung, Anwendung und Evaluation der ausgewählten Systeme zuständig ist. Diese Aufgaben betreffen Leitungspersonen ebenso wie Lehrende, Praxisanleitende, Verwaltungskräfte und technische Fachpersonen. Klare Dokumentation, interne Kommunikation und regelmäßige Überprüfung sichern Verlässlichkeit und vermeiden Überschneidungen. Entscheidungsprozesse sollten zudem so gestaltet sein, dass unterschiedliche Perspektiven einbezogen und kritische Rückmeldungen berücksichtigt werden können.

Steuerung darf dabei nicht auf Kontrolle reduziert werden. Sie braucht Möglichkeiten für Reflexion und gemeinsames Lernen. In interdisziplinären Arbeitsgruppen oder Gremien können Erfahrungen aus Pädagogik, Organisation und Technik ausgewertet und weiterentwickelt werden. Rückmeldungen von Lernenden, Fortbildungsteilnehmenden, betreuten Personen und externen Partnern fließen systematisch ein. So entsteht ein lebendiger Austausch, der technische Lösungen an reale Bedarfe rückbindet und ihre Wirksamkeit kontinuierlich überprüft.

Für die nachhaltige Begleitung des Einsatzes digitaler Systeme ist ein systematisches Monitoring erforderlich. Es erfasst Nutzungsmuster, Wirkungen auf Lernprozesse und Wahrnehmungen der Beteiligten. Monitoring ermöglicht es, Qualität und Nutzen einzuschätzen, problematische Entwicklungen frühzeitig zu erkennen und Entscheidungen über Weiterführung oder Anpassung fundiert zu treffen. Damit wird es nicht nur zu einem Instrument der Qualitätssicherung, sondern zu einem Ausdruck institutioneller Transparenz und Verantwortung.

Steuerung, Reflexion und Monitoring bilden gemeinsam das Fundament für einen verantwortungsbewussten Umgang mit intelligenten Systemen in der beruflichen Bildung. Voraussetzung ist eine Organisationsstruktur, die lernfähig bleibt und Weiterentwicklung als Teil ihres Selbstverständnisses begreift. Sie muss Beteiligung ermöglichen, Orientierung geben und Innovation nicht nur verwalten, sondern aktiv fördern. Auf diese Weise entsteht eine Governance, die technische Neuerungen nicht verwaltet, sondern pädagogisch trägt, ethisch verortet und strategisch gestaltet.

Haltung, Ethik und Verantwortung im Bildungskontext Gesundheit

5

5.1 Datenschutz, Explainable AI und Dokumentationspflichten im Gesundheitswesen

Der Umgang mit intelligenten Systemen im beruflichen Bildungsbereich des Gesundheitswesens bringt erhebliche ethische Anforderungen mit sich. Besonders im Mittelpunkt stehen der Schutz personenbezogener Daten, die Wahrung von Gerechtigkeit und Teilhabe sowie die Nachvollziehbarkeit algorithmischer Entscheidungsprozesse. Damit diese Systeme einen sinnvollen Beitrag zur Bildungsentwicklung leisten können, müssen sie von Beginn an so gestaltet und eingesetzt werden, dass diese Grundprinzipien gesichert bleiben.

Ein ethisches Anliegen ist die Sicherung algorithmischer Fairness. Da KI-Systeme auf Daten beruhen, die gesellschaftliche Strukturen widerspiegeln, enthalten sie häufig auch bestehende Ungleichheiten oder stereotype Verzerrungen. Wenn solche Muster ungeprüft in automatisierte Entscheidungen einfließen, entstehen strukturelle Benachteiligungen. Lernpfade, Kompetenzzuweisungen oder Bewertungen können dann unbeabsichtigt diskriminierend wirken. Bildungseinrichtungen müssen diesen Risiken aktiv begegnen und gewährleisten, dass die eingesetzten Systeme Chancengleichheit und Inklusion nicht gefährden.

Die Auseinandersetzung mit diesen Risiken erfordert mehr als technische Prüfverfahren. Notwendig ist eine interdisziplinäre Perspektive, die pädagogische, ethische, datenschutzrechtliche und soziale Aspekte verbindet. Nur wenn Lehrende, technische Fachpersonen und ethische Expertise gemeinsam Verantwortung übernehmen, kann KI so gestaltet werden, dass sie nicht nur effizient, sondern zugleich gerecht, zugänglich und anschlussfähig bleibt. Algorithmische Fairness wird damit zu einem unverzichtbaren Bestandteil wertegeleiteter Bildungspraxis.

A. Lübken und M. Wiemer, *KI und Bildung im Gesundheitswesen,* essentials, https://doi.org/10.1007/978-3-662-72401-9_5

Ebenso wichtig wie Fairness ist die Transparenz maschineller Entscheidungen. In Lernkontexten muss nachvollziehbar sein, auf welcher Grundlage digitale Empfehlungen oder Bewertungen entstehen. Erklärbare KI ermöglicht es, algorithmische Prozesse verständlich darzustellen und so ihre Aussagen kritisch einzuordnen. Lehrende, Praxisanleitende und Lernende erhalten dadurch Orientierung und können digitale Ergebnisse pädagogisch fundiert nutzen. Transparenz wird damit zu einer Schlüsselbedingung für Vertrauen und verantwortungsbewusste Anwendung.

Für Lehrende bedeutet dies, algorithmische Rückmeldungen fachkundig zu interpretieren und in didaktische Entscheidungen einzubinden. Lernende sollen befähigt werden, ihre Lernverläufe zu reflektieren und digitale Vorschläge kritisch zu prüfen. Nachvollziehbare Anwendungen sind damit nicht bloß ein technischer Standard, sondern ein bildungsethisches Gebot im Dienst einer souveränen, selbstbestimmten Lernkultur.

Unverzichtbar ist schließlich der Schutz personenbezogener Daten als Grundlage der Legitimität digital gestützter Bildungssysteme. Gerade im Gesundheitswesen werden sensible Informationen verarbeitet, etwa zu Lernständen, Verhaltensmustern oder Unterstützungsbedarfen. Ihr Schutz ist zwingend, um Persönlichkeitsrechte zu wahren und Vertrauen in technische Anwendungen zu sichern. Datenschutz bedeutet dabei mehr als die Einhaltung rechtlicher Vorgaben. Er ist Ausdruck einer Haltung, die Würde, Autonomie und Integrität der Lernenden in den Mittelpunkt rückt.

Die Umsetzung datensparsamer Lösungen erfordert klare institutionelle Regelungen, transparente Systemarchitekturen sowie Verfahren zur Anonymisierung und Pseudonymisierung. Bildungseinrichtungen müssen gewährleisten, dass Betroffene ihre Rechte auf Auskunft, Berichtigung oder Löschung jederzeit wahrnehmen können. Ergänzend braucht es verständliche Informationsangebote, die Zweck, Umfang und Risiken der Datenverarbeitung erläutern. Datenschutz wird so zu einer tragenden Grundlage verantwortungsvoller Bildungsarbeit im digitalen Wandel.

Oft wird künstliche Intelligenz im öffentlichen Diskurs mit dramatischen Szenarien verbunden. Schlagworte wie Kontrollverlust, Entmenschlichung oder gar das Ende der Menschheit erzeugen Aufmerksamkeit, verstellen jedoch den Blick auf die eigentlichen Aufgaben. Für die berufliche Bildung im Gesundheitswesen liegen die realen ethischen Herausforderungen nicht in diffusen Apokalypsebildern, sondern in überprüfbaren Fragen wie Datensicherheit, algorithmischer Fairness und Transparenz. Entscheidend ist, dass Bildungseinrichtungen Lehrende und Lernende befähigen, Risiken zu erkennen und verantwortlich zu gestalten. So entsteht eine Haltung, die Ängste ernst nimmt, ohne sie zu verstärken, und die

Zukunft nicht einer Katastrophenrhetorik überlässt, sondern der bewussten Gestaltung durch Menschen.

5.2 Verantwortung von Lehrenden, Trägern und Institutionen

Die Einführung künstlicher Intelligenz in die berufliche Bildung des Gesundheitswesens eine umfassende gesellschaftliche Aufgabe, die nur in geteilter
Verantwortung gelingen kann. Lehrpersonen, Trägerschaften, politische Ent-
scheidungstragende und Systementwickelnde stehen gleichermaßen in der Pflicht,
den Einsatz digitaler Systeme reflektiert, zukunftsfähig und pädagogisch verantwortbar zu gestalten.

Politische Instanzen übernehmen dabei eine Schlüsselrolle. Sie schaffen verlässliche rechtliche Rahmenbedingungen und geben der digitalen Bildungspolitik strategische Ausrichtung. Ihr Auftrag ist es, Grundrechte zu schützen,
diskriminierungsfreie Zugänge sicherzustellen und Verfahren zur Qualitätssicherung zu etablieren. Durch Fördermaßnahmen, gesetzliche Vorgaben und
infrastrukturelle Unterstützung müssen sie zudem gewährleisten, dass Bildungseinrichtungen über die Ressourcen verfügen, um KI-Systeme im Einklang mit pädagogischen Zielen einzusetzen.

Trägerorganisationen und Leitungsteams in Schulen, Hochschulen und Fortbildungszentren tragen Verantwortung für die Integration technischer Innovationen in übergeordnete Bildungskonzepte. Dabei geht es nicht allein um die Auswahl passender Systeme, sondern um die Entwicklung einer kohärenten Gesamt-
strategie, die den Bildungsauftrag ernst nimmt und durch digitale Elemente
sinnvoll ergänzt. Dazu gehören verbindliche Standards für Qualität und Zugäng-
lichkeit, die systematische Überprüfung der Wirksamkeit eingesetzter Systeme
sowie deren feste Verankerung in der institutionellen Weiterentwicklung.

Auch Anbietende und Entwickelnde technischer Systeme stehen in der Verantwortung. Ihre Produkte müssen verständlich, barrierefrei und datensparsam
gestaltet sein. Diskriminierende Algorithmen dürfen nicht reproduziert werden,
und auch Personen ohne technische Vorkenntnisse müssen die Anwendungen be-
dienen können. Zur Verantwortung gehört ebenso die Bereitstellung begleitender
Materialien, die Einrichtung von Supportstrukturen und die kontinuierliche
Weiterentwicklung der Systeme im Sinne ethischer und funktionaler Qualität.

Verantwortung darf jedoch nicht isoliert einzelnen Gruppen zugeordnet
werden, sondern muss als gemeinschaftliche Aufgabe verstanden werden. Ab-
gestimmte Verfahren sind notwendig, in denen Fachpraxis, Technikentwicklung

und Bildungspolitik ihre Perspektiven einbringen. Partizipative Dialogformate, Rückkopplungsprozesse und ethische Begutachtungen müssen dauerhaft etabliert werden, um Fehlentwicklungen frühzeitig zu erkennen und korrigierend eingreifen zu können.

Diese Verantwortung endet nicht mit der Einführung eines Systems. Sie beginnt in dem Moment, in dem digitale Werkzeuge tatsächlich wirksam werden. Nur durch kontinuierliche Begleitung, kritische Bewertung und fortlaufende Anpassung lassen sich die Potenziale künstlicher Intelligenz sinnvoll ausschöpfen. In der beruflichen Gesundheitsbildung bedeutet dies, Verantwortung als dynamischen Prozess zu begreifen, der Lernende, Lehrende und Organisationen gleichermaßen umfasst.

5.3   Ethik der Mensch-Technik-Interaktion in pflegerischen und therapeutischen Kontexten

Die Nutzung intelligenter Systeme in dem hier beschriebenen Kontext wirft grundlegende ethische Fragen auf, die weit über technische Aspekte hinausgehen. Bildung in Pflege, Therapie und medizinischer Ausbildung erschöpft sich nicht in der Vermittlung von Wissen oder Fertigkeiten, sondern lebt von Beziehung, Vertrauen und sozialer Verantwortung. Diese Dimension muss auch dann gewahrt bleiben, wenn digitale Modelle Teil des Lernprozesses werden.

Menschen in Ausbildung, Studium oder beruflicher Fortbildung benötigen Zuversicht, Bestärkung und eine verlässliche pädagogische Beziehung. Sie lernen nicht allein durch Inhalte, sondern durch Zuwendung, Rückmeldung und dialogische Auseinandersetzung. Lehrende und Praxisanleitende bieten nicht nur fachliche Expertise, sondern auch Orientierung und Sicherheit. Dieses menschliche Gegenüber ist durch kein technisches System ersetzbar, auch wenn digitale Anwendungen unterstützend wirken können.

Die Herausforderung besteht darin, den sozialen Kern des Lernens nicht aus dem Blick zu verlieren. Technische Unterstützung darf die Beziehungsebene nicht verdrängen, sondern soll Freiräume schaffen. Wenn wiederkehrende Aufgaben automatisiert werden, können Lehrpersonen Zeit für individuelle Begleitung und kollegiale Reflexion gewinnen. Künstliche Intelligenz kann Impulse setzen, die im gemeinsamen Nachdenken vertieft werden, und Prozesse strukturieren, ohne sie zu beherrschen.

Gleichzeitig bleibt zu beachten, dass digitale Systeme keine echten Beziehungen eingehen. Sie können Sprache imitieren, emotionale Reaktionen nachahmen oder Rückmeldungen generieren, besitzen jedoch keine Empathie, Intuition oder situative Sensibilität. Pädagogische Beziehungen leben aber genau von diesen Fähigkeiten. Wer Lernende begleitet, nimmt unausgesprochene Signale wahr, reagiert auf feine Stimmungen und erkennt emotionale Resonanzen. Diese Qualität lässt sich nicht technisieren, ohne das Wesen von Bildung zu verfehlen.

Daher ist es notwendig, den Einsatz künstlicher Intelligenz sorgfältig zu begrenzen. Gerade in belastenden Situationen, bei sensiblen Gesprächen oder komplexen Entscheidungsprozessen braucht es menschliche Präsenz und verantwortliche Beziehungsgestaltung. Wenn Systeme Nähe nur vortäuschen, entsteht eine trügerische Vertrautheit, die das Vertrauen in den Bildungsprozess untergraben kann. Bildungseinrichtungen, Fachpersonen und Entwicklungsteams sind daher verpflichtet, Anwendungsfelder präzise zu definieren und ethisch abzusichern.

Eine verantwortungsbewusste Mensch-Technik-Interaktion verlangt einen reflektierten Umgang mit technischen Möglichkeiten. Die Technik soll dem Menschen dienen, nicht ihn ersetzen. In der beruflichen Bildung des Gesundheitswesens geht es um Entwicklung, Beziehung und Haltung. Künstliche Intelligenz kann begleiten, strukturieren und unterstützen, doch das Zentrum bleibt der Mensch mit seinem Bedürfnis nach Resonanz, Sicherheit und verstehender Begleitung.

5.4   Haltung als Schlüssel für eine menschliche, professionelle Bildung mit KI

Die Einführung intelligenter Systeme in die berufliche Bildung verlangt von Fachpersonen im Gesundheitswesen mehr als technisches Wissen oder anwendungsbezogene Fähigkeiten. Gefordert ist eine Haltung, die pädagogische Verantwortung, kritische Reflexion und ethische Orientierung miteinander verbindet. Lehrende und Anleitende übernehmen dabei eine gestaltende Rolle. Sie nutzen Technik nicht nur funktional, sondern binden sie bewusst in didaktische Konzepte ein und steuern deren Wirkung verantwortungsvoll mit.

Eine solche Haltung gründet auf der Einsicht, dass Bildung kein mechanischer Vorgang ist, sondern ein Prozess von Beziehung, Entwicklung und gemeinsamer Auseinandersetzung. Digitale Systeme dürfen die Ziele der Gesundheitsbildung nicht überlagern, sondern müssen sich an ihnen messen lassen. Künstliche Intelligenz kann Bildungsprozesse bereichern, wenn sie in Lernumgebungen eingebettet ist, die Selbstreflexion, soziale Interaktion und fachliche Vertiefung fördern. Sie ergänzt vorhandene Methoden, ersetzt jedoch weder Erfahrung noch pädagogische Sensibilität.

Im Mittelpunkt pädagogischer Arbeit steht die Gestaltung von Räumen, in denen Lernende digitale Werkzeuge kritisch prüfen und reflektiert einsetzen. Fachpersonen begleiten diesen Prozess, indem sie maschinell erzeugte Ergebnisse interpretieren, deren Nutzen einordnen und Grenzen sichtbar machen. Die Verantwortung für den Lernprozess verbleibt beim Menschen, der pädagogisch entscheidet und Lernwege im sozialen Kontext verankert.

Ein wesentlicher Bestandteil professioneller Haltung ist die bewusste Förderung von Nähe und Austausch. Auch in digitalen Lernsettings müssen Dialog, Kommunikation und Zusammenarbeit lebendig bleiben. Lernprozesse gewinnen an Tiefe, wenn Lehrende Gesprächsanlässe schaffen und Reflexion ermöglichen. Bildung darf nicht durch automatische Rückmeldungen ersetzt werden, sondern lebt vom menschlichen Dialog.

Zur Haltung gehört ebenso die systematische Stärkung kritischer Urteilskraft. Inhalte, die von KI-Systemen erzeugt werden, dürfen nicht unbesehen übernommen werden. Sie müssen eingeordnet, hinterfragt und nach überprüfbaren Kriterien bewertet werden. Lehrende regen diese Auseinandersetzung an, indem sie Analyseaufgaben stellen, Kriterienkataloge entwickeln und Räume für Diskussionen eröffnen. Auf diese Weise entsteht die Fähigkeit, digitale Ergebnisse nicht nur zu nutzen, sondern auch zu beurteilen und in berufsethische Zusammenhänge einzubetten.

Ob künstliche Intelligenz als hilfreiches Werkzeug oder als störendes Element erlebt wird, entscheidet sich an der Haltung der Beteiligten. Eine reflektierte, zugewandte und verantwortungsvolle Perspektive sorgt dafür, dass Technik in pädagogischen Prozessen nicht dominierend wirkt, sondern in ihnen verankert bleibt. Bildung rückt dadurch den Menschen in den Mittelpunkt, verstanden als lernende, gestaltende und verantwortliche Person, die Technik souverän nutzt und zugleich ihre Maßstäbe wahrt.

5.5   Vertrauen, Akzeptanz und Reflexionsräume in der Organisation

Der technologische Wandel in der beruflichen Bildung des Gesundheitswesens erfordert einen Kulturwandel, der Vertrauen ermöglicht, Akzeptanz fördert und systematisch Räume für gemeinsames Nachdenken schafft. Vertrauen entsteht nicht beiläufig, sondern durch nachvollziehbare Prozesse, transparente Kommunikation und die Einbindung aller Beteiligten. Nur unter diesen Bedingungen kann KI als sinnvolle Ergänzung im Bildungsalltag wahrgenommen und aktiv genutzt werden.

Eine Voraussetzung für eine tragfähige Vertrauenskultur ist die Offenlegung relevanter Informationen. Bildungseinrichtungen müssen klar kommunizieren, welche Systeme zum Einsatz kommen, welchen pädagogischen Zielen sie dienen und auf welchen Daten ihre Entscheidungen basieren. Dabei genügt es nicht, technische Details zu benennen. Vielmehr braucht es Darstellungen, die auch für nicht-technische Zielgruppen verständlich sind und eine reflektierte Auseinandersetzung ermöglichen. So wird deutlich, dass Entscheidungen nicht automatisiert übernommen, sondern bewusst getroffen und pädagogisch verantwortet werden.

Transparenz bedeutet auch, Grenzen und Unsicherheiten anzusprechen. Es wäre irreführend, den Eindruck zu erwecken, KI könne Lernprozesse fehlerfrei steuern oder menschliche Einschätzungen ersetzen. Fachpersonen und Lernende müssen wissen, dass Systeme Irrtümer aufweisen, dass Bewertungen nicht immer eindeutig sind und dass menschliche Urteilsfähigkeit weiterhin unverzichtbar bleibt. Die Bereitschaft, diese Grenzen offen zu thematisieren, stärkt das Vertrauen in die Organisation und die darin tätigen Personen.

Mitbestimmung ist eine weitere tragende Säule. Lernende, Lehrende, Praxisanleitende und Leitungspersonen verfügen über wertvolle Erfahrungen, die bei der Einführung und Weiterentwicklung von KI berücksichtigt werden sollten. Wenn sie an Entscheidungsprozessen beteiligt werden, erhöht sich nicht nur die Akzeptanz, sondern auch die Qualität der entwickelten Lösungen. Partizipation schafft Identifikation, vermittelt Handlungsspielräume und fördert ein Klima gemeinsamer Verantwortung.

Vertrauen gedeiht dort, wo Austausch nicht nur möglich, sondern erwünscht ist. Reflexionsrunden, kollegiale Dialogformate und digitale Rückmeldesysteme tragen dazu bei, dass Erfahrungen, Fragen und Bedenken sichtbar gemacht werden können. Solche Formate sollten nicht als Zusatzangebote verstanden werden, sondern zum festen Bestandteil der Organisationskultur gehören. Entscheidend ist, dass Rückmeldungen ernst genommen, dokumentiert und in Weiterentwicklungsprozesse zurückgespiegelt werden. So entsteht eine gelebte Feedbackkultur, die Veränderungen nicht nur begleitet, sondern aktiv mitgestaltet.

Akzeptanz zeigt sich nicht in einmaligen Bekundungen, sondern im kontinuierlichen Mitgestalten. Menschen vertrauen dann, wenn sie erleben, dass ihre Perspektive zählt, dass Entscheidungen nachvollziehbar getroffen werden und dass Gestaltungsspielräume bestehen. Eine solche Kultur entlastet Führungskräfte, weil Verantwortung geteilt und getragen wird. Sie stärkt zugleich die Lernfähigkeit der Organisation, die nicht auf Einzelentscheidungen angewiesen bleibt, sondern auf einen gemeinsamen Prozess des Verstehens, Bewertens und Handelns bauen kann.

Organisationen, die auf transparente Kommunikation, partizipative Verfahren und kontinuierliche Reflexionsangebote setzen, schaffen die Voraussetzungen für eine lernförderliche Integration von KI. Sie eröffnen Wege, in denen Vertrauen wachsen kann, nicht trotz technologischer Innovation, sondern gerade durch einen bewussten, achtsamen und menschenorientierten Umgang mit ihr. Auf diese Weise wird sichtbar, dass technologische Entwicklung nicht im Widerspruch zu pädagogischer Verantwortung steht, sondern in eine Kultur eingebettet sein kann, die Lernende und Lehrende gleichermaßen stärkt.

5.6   Förderung von Kommunikation, Empathie und kritischem Denken trotz KI

Die Vermittlung sozialer Kompetenzen und die Förderung kritischen Denkens zählen zu den Kernbereichen beruflicher Bildung in einer zunehmend technologisierten Gesellschaft. Angesichts der wachsenden Bedeutung digitaler Lösungen ist es unerlässlich, Lernprozesse so zu gestalten, dass sie nicht nur den Umgang mit Anwendungssystemen ermöglichen, sondern auch die Fähigkeit stärken, diese kritisch zu hinterfragen und verantwortungsvoll in soziale Kontexte einzubetten. Bildung im Gesundheitswesen trägt hierbei eine besondere Verantwortung, da sie nicht allein Wissen vermittelt, sondern auch zur Entwicklung berufsethischer Haltung und empathischer Kommunikationsfähigkeit beiträgt.

Hier geht es um das Verständnis vom Menschen als urteilsfähigem, dialogbereitem und in Gemeinschaft eingebettetem Wesen. Bildungsangebote im Gesundheitsbereich müssen dieses Menschenbild aktiv wahren und fördern. Soziale Kompetenzen befähigen Lernende, auf andere einzugehen, Perspektivenvielfalt anzuerkennen und kooperativ in Teams zu arbeiten. Diese Fähigkeiten schaffen die Grundlage für eine Praxis, die auf Respekt, Teilhabe und gegenseitiger Unterstützung beruht. Gleichzeitig eröffnet kritisches Denken die Möglichkeit, technologische Entwicklungen nicht nur zu nutzen, sondern ihre Voraussetzungen, Zielsetzungen und möglichen Folgen zu durchdringen. Nur wer Zusammenhänge erkennt, kann fundierte Entscheidungen treffen, ethische Dilemmata erkennen und Verantwortung übernehmen.

Da KI immer stärker in alltägliche, berufliche und gesellschaftliche Handlungsfelder eingreift, wächst die Bedeutung dieser Kompetenzen weiter. Bildungseinrichtungen sind deshalb gefordert, Räume zu schaffen, in denen über Auswirkungen digitaler Systeme auf Beziehungen, Machtverhältnisse und Teilhabe nachgedacht werden kann. Technikvermittlung allein reicht nicht aus. Ent-

scheidend ist, dass Lernende befähigt werden, Technologie reflektiert, werte-
basiert und gemeinwohlorientiert zu gestalten.

Ein solcher Bildungsauftrag verlangt nach Lernformaten, die Kommunikation
und Beziehungspflege ebenso stärken wie Analysefähigkeit und ethisches Urteils-
vermögen. Diskussionen über gerechte Algorithmen, Übungen zur Perspektivübernahme, Reflexionen über patientenbezogene Verantwortung oder Fallanalysen mit ethischem Schwerpunkt können hierzu beitragen. Bildungsinstitutionen
sollten diese Themen nicht als Zusatz, sondern als festen Bestandteil der Curricula verankern und konsequent weiterentwickeln.

Soziale Kompetenz und kritisches Denken sind keine Nebenprodukte technischer Bildung, sondern unverzichtbare Grundlagen einer zukunftsfähigen beruflichen Praxis. Sie sichern nicht nur die Qualität der Versorgung, sondern auch
die Würde aller Beteiligten. Eine Bildung, die sich dieser Verantwortung stellt,
erkennt an, dass jede technologische Neuerung auch eine kulturelle und gesellschaftliche Entscheidung ist. Bildung mit KI bedeutet daher nicht, Maschinen
in den Mittelpunkt zu stellen, sondern Menschen in ihrer kommunikativen, empa-
thischen und urteilsfähigen Handlungsfähigkeit zu stärken.

Am Ende steht nicht die perfekte Technologie, sondern der aufmerksame, ver-
antwortungsbereite Mensch. Die Zukunft der beruflichen Bildung im Gesundheitswesen entscheidet sich nicht an der Leistungsfähigkeit von Algorithmen,
sondern an der Haltung derjenigen, die sie einsetzen. Es braucht Menschen, die
Urteilsfähigkeit bewahren, Dialogräume öffnen und Mut zeigen, unbequeme Fragen zu stellen. Wer KI in Bildungsprozesse integriert, gestaltet zugleich Formen
des Miteinanders, der Verantwortung und der professionellen Kultur. In dieser
Verantwortung liegt die eigentliche Aufgabe: Technik darf unterstützen, aber
Sinn, Richtung und Maß bleiben in Menschenhand, um eine qualitativ hoch-
wertige, menschliche und sichere Patientenversorgung zu gewährleisten.

Was Sie aus diesem *essential* mitnehmen können

- Ein vertieftes Verständnis dafür, wie sich Bildungsprozesse im Gesundheitswesen durch den Einsatz künstlicher Intelligenz verändern und welche neuen Anforderungen sich daraus für Fachschulen, Fortbildungszentren und Hochschulen sowie für Lehrende, Praxisanleitende und Teilnehmende ergeben.
- Orientierung über die ethischen, rechtlichen, sozialen und organisatorischen Rahmenbedingungen, die für einen verantwortungsvollen Einsatz von KI in gesundheitsbezogenen Bildungseinrichtungen maßgeblich sind.
- Konkrete Strategien zur Gestaltung von Curricula, Prüfungsformaten und Organisationsstrukturen, um KI reflexiv, professionell und lernförderlich in die berufliche Bildung zu integrieren.
- Anregungen zur gezielten Förderung sozialer Kompetenzen, kritischen Denkens und kollaborativer Lernformen auch in digital erweiterten Lernumgebungen mit KI-Unterstützung
- Hinweise, wie partizipative Verfahren und Co-Design genutzt werden können, um KI-Anwendungen gemeinsam mit Beteiligten aus Bildungspraxis und Gesundheitsberufen nachhaltig zu entwickeln und wirksam einzusetzen.

© Der/die Herausgeber bzw. der/die Autor(en), exklusiv lizenziert an Springer-Verlag GmbH, DE, ein Teil von Springer Nature 2025
A. Lübken und M. Wiemer, *KI und Bildung im Gesundheitswesen*, essentials,
https://doi.org/10.1007/978-3-662-72401-9

Glossar

Dieses Glossar bietet Erläuterungen zu zentralen Begriffen, die für das Verständnis des vorliegen-den Essentials zur KI in der Gesundheitsbildung relevant sind. Die Definitionen sind so gewählt, dass sie auch für Leser ohne technisches Vorwissen verständlich sind und den Bezug zur berufli-chen Praxis herstellen.

Adaptive Systeme KI-gestützte Lernumgebungen, die Inhalte, Aufgaben und Schwierigkeitsgrade dynamisch an den individuellen Lernfortschritt anpassen.

Algorithmische Fairness Das Prinzip, dass KI-Systeme so gestaltet und überprüft werden, dass sie keine diskriminierenden oder verzerrenden Entscheidungen treffen. In der Gesundheitsbildung ist dies besonders wichtig, um die Gleichbehandlung aller Lernenden sicherzustellen.

Beziehungsgestaltung Die bewusste Pflege von Nähe, Vertrauen und Kommunikation zwischen Fachpersonen in Bildung und Gesundheit, insbesondere in Lern-, Beratungs- und Anleitungssituationen. Diese menschliche Fähigkeit kann durch KI-Einsatz nicht ersetzt werden.

Bias (Verzerrung) Eine systematische Ungleichbehandlung oder Benachteiligung, die durch fehlerhafte Datengrundlagen oder algorithmische Prozesse in KI-Systemen entstehen kann. Im Gesundheitswesen besteht hier das Risiko einer Fehlbewertung von Lernleistungen oder Patientendaten.

Blackbox Bezeichnung für KI-Systeme, deren Entscheidungswege und Funktionsweisen für Nutzende nicht nachvollziehbar sind. Im Gesundheitswesen ist die Nachvollziehbarkeit für ethische und rechtliche Entscheidungen unerlässlich

Co-Design Ein partizipativer Entwicklungsprozess, bei dem Fachpersonen aus Bildung, Therapie und Pflege gemeinsam mit Lernenden oder betreuten Personen KI-Anwendungen oder Lernangebote gestalten.

Datensparsamkeit Das Prinzip, nur diejenigen personenbezogenen Daten zu erheben und zu verarbeiten, die für einen klar definierten Zweck unbedingt notwendig sind. Dies ist im Gesundheitswesen aufgrund der hohen Sensibilität von Patientendaten von größter Bedeutung.

Digitale Prüfungsformate Formen digital gestützter Leistungserhebungen, die automatisiert erstellt, durchgeführt oder ausgewertet werden können, auch mit adaptiven Elementen.

Dokumentationspflicht Die gesetzlich oder berufsrechtlich vorgeschriebene Pflicht zur lückenlosen und nachvollziehbaren Erfassung von Arbeitsabläufen, Behandlungen und Lernfortschritten. KI-Systeme müssen so gestaltet sein, dass sie diese Pflicht unterstützen.

Ethik in der KI Die Reflexion und Anwendung von Werten und Prinzipien, die sicherstellen, dass KI-Technologien verantwortungsvoll, gerecht und im Sinne des Gemeinwohls eingesetzt werden. Im Gesundheitswesen betrifft dies insbesondere den Patientenschutz und die Beziehungsgestaltung.

Feedbackkultur Die Etablierung von lernförderlichen, respektvollen und dialogischen Rückmeldeformaten, auch unter Einsatz digitaler und KI-gestützter Systeme.

Feedbackkultur Die Etablierung von lernförderlichen, respektvollen und dialogischen Rückmeldeformaten, auch unter Einsatz digitaler und KI-gestützter Systeme.

Künstliche Intelligenz (KI) Technologien, die Aufgaben automatisieren, die üblicherweise menschliche Intelligenz erfordern, etwa durch maschinelles Lernen oder algorithmengestützte Entscheidungsprozesse.

KI-Literacy Die Fähigkeit, Funktionsweise, Potenziale und Grenzen Künstlicher Intelligenz zu verstehen, kritisch zu hinterfragen und kontextbezogen zu nutzen. Für Gesundheitsberufe ist dies eine Schlüsselkompetenz.

Mensch-Technik-Interaktion Die Schnittstelle zwischen Menschen und intelligenten Systemen. Im Gesundheitswesen ist es von entscheidender Bedeutung, dass diese Interaktion die menschliche Nähe und Empathie nicht beeinträchtigt.

Medienkompetenz Die Fähigkeit, digitale Medien zielgerichtet, kritisch und verantwortungsvoll zur Informationsgewinnung, Kommunikation und Gestaltung zu nutzen.

Partizipation Die aktive Mitwirkung von Betroffenen an Entscheidungs- und Entwicklungsprozessen, etwa bei der Gestaltung digital gestützter Bildungsangebote.

Selbstwirksamkeit Die aktive Mitwirkung von Betroffenen an Entscheidungs- und Entwicklungsprozessen, etwa bei der Gestaltung digital gestützter Bildungsangebote. Dies schließt im Gesundheitswesen die Einbindung von Patient.

Soziale Kompetenzen Fähigkeiten wie Empathie, Kooperationsfähigkeit, Konfliktlösung und Perspektivübernahme, die für ein respektvolles, inklusives und kooperatives Handeln erforderlich sind.

Transparenz Das Prinzip, dass technische Systeme und Datenprozesse nachvollziehbar und verständlich gestaltet werden, insbesondere im Hinblick auf KI-gestützte Entscheidungen.

Verantwortungsvolle Nutzung von KI Ein reflektierter Umgang mit KI, der ethische, rechtliche und soziale Rahmenbedingungen respektiert und auf die Selbstbestimmung aller Beteiligten ausgerichtet ist.

Vertrauenswürdige Lernumgebungen Lernkontexte, die Sicherheit, Transparenz und Mitgestaltung ermöglichen und in denen auch der KI-Einsatz nachvollziehbar eingebettet ist.

Virtuelle Tutorensysteme KI-gestützte Assistenzsysteme, die Lernprozesse individuell begleiten, Rückmeldungen geben und zur Selbststeuerung des Lernens beitragen

Weiterführende Literatur

Ahrens A (2020) Digitale Schule: Didaktische Grundlagen und Praxisbeispiele. Klinkhardt, Bad Heilbrunn.

de Witt C, Rampelt F, Pinkwart N (2020) Künstliche Intelligenz in der Hochschulbildung. https://doi.org/10.5281/zenodo.4063722. Zugegriffen am 15. 08. 2025.

Deutsche Kinder- und Jugendstiftung (2025) Handlungsempfehlung zum Einsatz künstlicher Intelligenz (KI) im Bildungskontext. KEARNY. https://www.bildung.digital/sites/default/files/inline-files/Whitepaper_Handlungsempfehlungen%20zum%20Einsatz%20von%20KI%20in%20der%20Bildung.pdf. Zugegriffen am 15. 08. 2025.

Drossel K, Eickelmann B (2020) Digitale Kompetenzen von Schülerinnen und Schülern im internationalen Vergleich. Waxmann, Münster.

European Commission (2020) Digital Education Action Plan 2021–2027. Resetting education and training for the digital age. https://eur-lex.europa.eu/legal-content/EN/TXT/PDF/?uri=CELEX:52020DC0624. Zugegriffen am 15. 08. 2025.

Ferencik-Lehmkuhl D, Huynh I, Laubmeister C, Lee C, et al. (2023) Inklusion digital! Chancen und Herausforderungen inklusiver Bildung im Kontext von Digitalisierung. Klinkhardt, Bad Heilbrunn.

Filipović A, Burchardt A, Hirsbrunner SD, Michel A, et al. (2025) Künstliche Intelligenz: Grundlage für das Handeln in der Hochschule. Hochschulforum Digitalisierung, Arbeitspapier Nr. 86. https://hochschulforumdigitalisierung.de/wp-content/uploads/2025/01/HFD_AP_86_Kuenstliche-Intelligenz_Grundlagen-fuer-das-Handeln.pdf. Zugegriffen am 15. 08. 2025.

Furbach U, Kitzelmann E, Michaeli T, Schmid U (2024) Künstliche Intelligenz für Lehrkräfte. Eine fachliche Einführung mit didaktischen Hinweisen. Springer Vieweg, Wiesbaden.

Große C, Helm C (2025) Digitalisierung in der Bildung – ein Kinderspiel? Beltz Juventa, Weinheim

Hemminger E (2023) Bildung im digitalen Wandel – Soziologische Perspektiven. Kohlhammer, Stuttgart

Klitzsch M (2023) KI in der Schule: Handlungsleitfaden für rechtssicheren und daten-schutzkonformen Einsatz. Campus Schulmanagement. https://www.campus-schul-management.de/magazin/ki-in-der-schule-handlungsleitfaden-fuer-rechtssicheren-und-datenschutzkonformen-einsatz-michael-klitzsch. Zugegriffen am 15. 08. 2025.

KMK (2024) Handlungsempfehlung zum Umgang mit KI in schulischen Bildungs-prozessen. KMK, Berlin. https://www.kmk.org/fileadmin/veroeffentlichungen_beschlu-esse/2024/2024_10_10-Handlungsempfehlung-KI.pdf. Zugegriffen am 15.08.2025.

KMK (2024) Bildung in der digitalen Welt - Beschlüsse und Veröffentlichungen. KMK, Berlin. https://www.kmk.org/dokumentation-statistik/beschluesse-und-veroeffentlichun-gen/bildung-in-der-digitalen-welt.html#c2623. Zugegriffen am 15. 08. 2025.

Létourneau A, Deslandes Martineau M, Charland P. et al. (2025) A systematic review of AI-driven intelligent tutoring systems (ITS) in K-12 education. npj Sci. Learn. 10, 29 https://doi.org/10.1038/s41539-025-00320-7. Zugegriffen am 15. 08. 2025.

Lübken A, Wiemer M (2025a) Gesundheit trifft Technologie: Einsatz von künstlicher Intel-ligenz in der Physiotherapie. Springer, Berlin.

Lübken A, Wiemer M (2025b) Künstliche Intelligenz in der Physiotherapie: Methoden, An-wendungen und Praxisbeispiele. Springer, Berlin.

Miao F, Holmes W, et al. (2021) Artificial Intelligence and Education: Guidance for Policy Makers. UNESCO. https://unesdoc.unesco.org/ark:/48223/pf0000376709. Zugegriffen am 15. 08. 2025.

Newiak D, Romppel J, Martin A (2023) Digitale Bildung jetzt! Innovative Konzepte zur Digitalisierung von Lernen und Lehre. Springer VS, Wiesbaden.

OECD (2024) The potential impact of Artificial Intelligence on equity and inclusion in education. OECD Education Working Paper No. 23. https://www.oecd.org/en/publica-tions/the-potential-impact-of-artificial-intelligence-on-equity-and-inclusion-in-educa-tion_15df715b-en.html. Zugegriffen am 15. 08. 2025.

Riedel A, Mörth M (2023) Mit Künstlicher Intelligenz die Hochschullehre gestalten. TU Berlin. https://www.tu.berlin/bzhl/ressourcen-fuer-ihre-lehre/ressourcen-nach-themen-bereichen/ki-in-der-hochschullehre. Zugegriffen am 15. 08. 2025.

Scheiter K, Bauer E, Omarchevska Y, Schumacher C, Sailer M (2025) Künstliche Intelli-genz in der Schule – Eine Handreichung zum Stand in Wissenschaft und Praxis. BMBF, Bonn.

Schleiss J, Mah D K, Böhme K, et al. (2023) Künstliche Intelligenz in der Bildung. Drei Zukunftsszenarien und fünf Handlungsfelder. Stifterverband/KI-Campus, Berlin. https://ki-campus.org/sites/default/files/2023-04/2023-03_Diskussionspapier_KI_Bil-dung_Zukunftsszenarien_Handlungsfelder_KI-Campus.pdf. Zugegriffen am 15. 08. 2025.

Schmid U, Weiss EM, Werner C., Wilczewski O. (2024). KI & Schule: Forschung und Praxisformate zum Lernen mit künstlicher Intelligenz. Lehrstuhl für Kognitive Sys-teme, Otto-Friedrich-Universität Bamberg. https://www.uni-bamberg.de/kogsys/trans-fer/ki-und-schule/. Zugegriffen am 15. 08. 2025.

Wang J, Fan W (2025) The effect of ChatGPT on students' learning performance, learning perception, and higher-order thinking: insights from a meta-analysis. Humanit Soc Sci Commun 12, 621 (2025). https://doi.org/10.1057/s41599-025-04787-y. Zugegriffen am 15. 08. 2025.

Wannemacher K, Bodmann P (2021) Künstliche Intelligenz in der Hochschulbildung: Ein Überblick. Hochschulforum Digitalisierung. Arbeitspapier 58. https://hochschulforum-digitalisierung.de/sites/default/files/dateien/HFD_AP_59_Kuenstliche_Intelligenz_Hochschulen_HIS-HE.pdf. Zugegriffen am 15. 08. 2025.

Weiß Y (2021) Bildung in der digitalen Transformation. Campus Verlag, Frankfurt / New York

Weiß Y (2022) Weltbeste Bildung. Wie wir unsere digitale Zukunft sichern. Campus Verlag, Frankfurt / New York

Wrede SE, de Witt C, Gloerfeld C (2023) Künstliche Intelligenz in der Bildung. Springer VS, Wiesbaden.